春養生

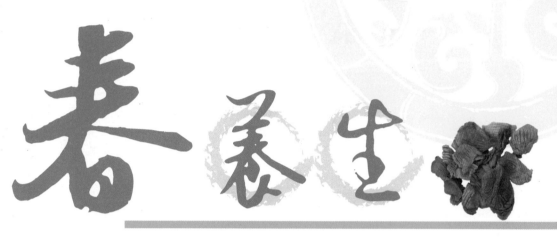

【二十四節氣養生經】

【推薦序】

　　我國的歷史發展淵遠流長，老祖宗們在千年前就發明了農曆曆法來制定時間，以配合人們的日常生活。更在曆法中設置二十四個節氣，將一年分為立春、雨水、驚蟄、春分、清明、穀雨、立夏、小滿、芒種、夏至、小暑、大暑、立秋、處暑、白露、秋分、寒露、霜降、立冬、小雪、大雪、冬至、小寒、大寒等節氣，讓農民能根據節氣進行春耕、夏耘、秋收、冬藏等農事活動，以順應四時，五穀不絕。民間為此還有首簡單的《節氣歌》流傳：「春雨驚春清穀天，夏滿芒夏暑相連，秋處露秋寒霜降，冬雪雪冬小大寒。」時至今日，二十四節氣曆法仍舊存在於民間，影響著各行各業。

　　而養生之道，在歷代均廣受重視，漸漸先祖們發現「天人合一，順應四時」養生更是重要。《黃帝內經》上說：「四時陰陽者，萬物之根本也，所以聖人春夏養陽，秋冬養陰，以從其根。」清朝高士宗的《素問直解》：「春夏養陽，使少陽之氣生，太陽之氣長；秋冬養陰，使太陰之氣收，少陰之氣藏。」張志聰則在《素問集注》中提到：「春夏之時，陽盛於外而虛於內；秋冬之時，陰盛於外而虛於內。故聖人春夏養陽，秋冬養陰，以從其根而培養之。」由此可見。

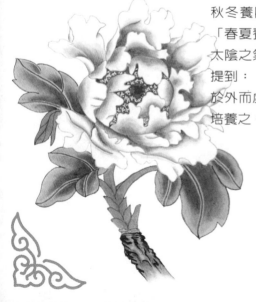

　　中國傳統醫學正是符合這種天人合一、陰陽協調的整體養生觀念，認為人們如若能隨著自然秩序而作，故能健康長壽，反道而行，則會傷身礙神。

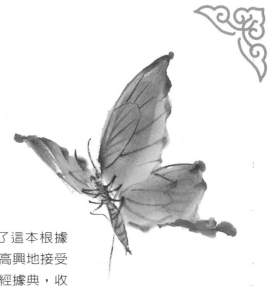

因此，當大都會文化出版社的編輯朋友，拿了這本根據二十四節氣訂定的養生經典請我推薦，我自是高興地接受了。本書是根據季節中一個個節氣撰寫，並引經據典，收錄先聖先賢的養生智慧，及歷朝歷代的養生精髓，復加上中西雙方醫學知識的融合，實妙不可言。首先提到的風俗單元，講述不同節氣中流傳下來的民俗文化、風土民情，既讓人追本溯源又添趣味性；起居方面，中國傳統醫學兼併現代西方醫學，將各節氣的常發疾病述說分明，教人調養生息；運動方面，依各節氣的經絡走向安排運功鍊氣，修身健氣；飲食方面，遵從中醫原理列定藥膳食療，頤身養神；藥方方面，針對該節氣好發疾病開方建議，治病防疾；最後的房事單元，則將該節氣應當注意的房事節律和禁忌一一闡述，如若遵循則保精聚氣、抗衰延壽。

　　本書內容豐富，集結養生精華，而順應節氣時令的安排，更是與養生健康之道相合，實為新世代的養生保健觀念，故推薦讀者朋友閱讀，相信定能讓各位於日常生活中有所獲得。

中國醫藥大學　醫學博士

吳龍源 醫師

【目錄】

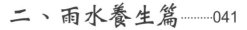

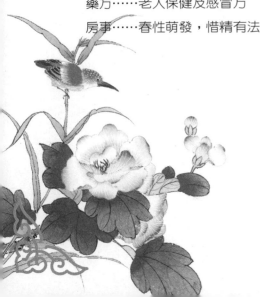

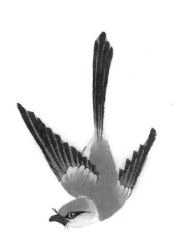

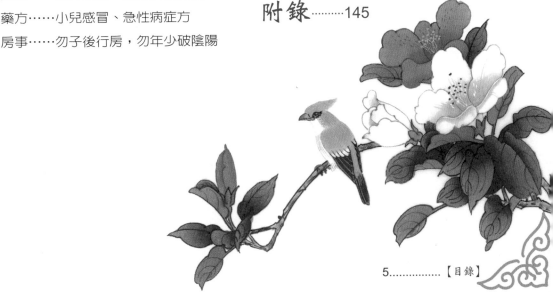

【前言】

本書以中國古代「天人合一，順應四時」的養生法則為基礎，詳細介紹了季節變換、節氣交替中的養生方法，其中收錄了古代最行之有效、最有價值的養生功法及食療藥方，並結合一些現代科學的食療理論及鍛鍊方法，使讀者能夠輕鬆掌握延緩衰老、永保青春及祛病延年的祕訣。

一、時序養生的重要性

《老子》上說：「人法地，地法天，天法道，道法自然。」

《黃帝內經》上說：「四時陰陽者，萬物之根本也，所以聖人春夏養陽，秋冬養陰，以從其根。」

《養老奉親書》上說：「人能執天道生殺之理，法四時運用而行，自然疾病不生，長年可保。」

由此可見，我們的祖先在幾千年以前就認識到了順應四時、效法自然的養生之道。我國傳統醫學及養生學認為，人是存在於宇宙之間的一個小宇宙，宇宙中各種變化會對人體有影響，人體也會對宇宙的各種變化有感應。自然界的寒來暑往等興衰變化，風雨雷電等自然現象，尤其是四時節氣交替及其所帶來的風寒暑溼燥熱等氣候環境，對人的情緒及健康有著重要影響。所以我們的祖先認為想長壽延年，就要順應四時，通過修煉達到天人合一的境界，並認為服藥保健不如通過調養心神而進行形體修煉。

《黃帝內經》中說：「聖人不治已病治未病」，認為人們應該在身體沒有得病的時候通過保養和鍛鍊提高身體的免疫能力，從而杜絕疾病的發生，達到保健的效果。清代著名醫學家汪昂在《勿藥元詮》中說：「夫病已成而後藥之，譬猶渴而鑿井，鬥而鑄兵，不亦晚乎？」指出往往由於人們在病症明顯時才去治療，就好比口渴了才去鑿井，戰爭已經開始了才去鑄造兵器，會使病情延誤而不能得到很好的治療。這也是自黃帝以來的所有醫家與道家的養生觀點。防微杜漸，預防為主，治療為輔，這也是現代養生保健的重要方法。而節氣交換之際，氣溫變化大，是人體致病的主要因素。所以根據二十四節氣的各

自氣候特點，循序漸進地施行身體保養，將對疾病的預防有著正向意義。

相傳漢武帝有一次東巡泰山，見一老翁的後背發出幾尺高的白光，便問他是不是學了長生不死的道術。老翁對漢武帝說：「我曾經在八十五歲的時候，衰老得頭髮變白，牙齒掉落，甚至生命垂危。有一位道士告訴我要常吃棗，並且只喝水而不吃五穀糧食，並且傳授我一個神枕方，讓我在枕頭裡放三十二種中藥，其中有二十四味藥是無毒的，以應一年的二十四節氣，八味藥是有毒的，以應自然界的八風。我按照他所說的去做，漸漸頭上長出了黑髮，口中也長出了新牙，並且一天走上三百多里地也不覺得累。我今年已經一百八十歲了，本該成仙，可是我卻顧戀子孫，便在二十年前開始又以人間的五穀雜糧為食，可是由於我每天枕著神枕，所以仍然不曾衰老。」漢武帝仔細打量這位老翁，發覺他也就像五十來歲的樣子，便向他的鄰居們打聽情況，結果鄰居們的說詞完全一樣。於是漢武帝便從他那裡討到了神枕方，只是不能像他那樣只飲水而不食五穀。

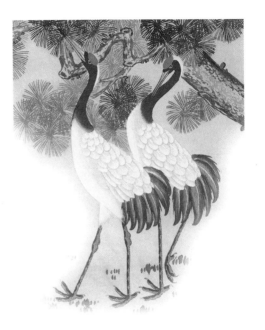

這個傳說聽著有點玄虛，只不過漢武帝在歷史上是一位極其好色的皇帝，他活了七十歲，這在歷代的好色皇帝中可算作是高壽的了。當然這與他注重養生修煉是分不開的。也正因為如此，所以後世的修煉家們才把他附會於仙丹妙藥的故事中。可是在今天的文明社會裡，有些人並不好色，並且很注重身體的保養，講究衛生，參加各種體育運動，然而卻無法得到一個健康的身體，甚至過早離開人世。並且這些人中，大部分是知

識水平較高的人群，甚至有些人就是運動員、醫生和養生學家。這是為什麼呢？其實關鍵就在於對養生知識的錯誤理解和片面認識。尤其不懂得順應四時的養生原理，只知對身體備加呵護，最終卻導致身體適應自然的能力降低，無法適應不同節氣的氣候變化，使身體日漸脆弱，無法抵禦自然界的春瘟、秋燥、夏暑和冬寒；或者違背時序養生法則進行體育鍛鍊，到頭來事與願違，仍無法逃脫風寒暑溼燥熱六淫對身體的傷害。

元朝的《飲膳正要》收錄了神枕的藥方：「用五月五日、七月七日取山林柏，以為枕，長一尺二寸，高四寸，空中容一斗二升。以柏心赤者為蓋，厚二分，蓋致之令密，又使開閉也。又鑽蓋上為三行，每行四十九孔，凡一百四十七孔，令容粟大。用下項藥：芎藭、當歸、白芷、辛夷、杜衡、白朮蒿、藁本、木蘭、蜀椒、桂、乾薑、防風、人參、桔梗、白薇、荊實、肉蓯蓉、飛廉、柏實、薏苡仁、款冬花、白衡、秦椒、環蕪凡二十四物，以應二十四氣。烏頭、附子、藜蘆、皂角、莨草、礜石、半夏、細辛八物毒者，以應八風。右三十二物各一兩，皆咀嚼。以毒藥上

安之，滿枕中，用囊以衣枕。百日面有光澤，一年體中無疾，一一皆癒而身盡香。四年白髮變黑，齒落重生，耳目聰明。」

這小小藥方其實不過是古代養生成就中的滄海一粟，而古代關於時令養生的理論與方法卻像一條堅固的船，載你駛向健康長壽的彼岸。

二、淺說二十四節氣

我國古代將一年分成自立春至大寒共二十四個節氣，以表徵一年中天文、季節、氣候與農業生產的關係。它是中國古代獨特的創造。作為一部完整的農業氣候曆，在指導農業生產上發揮了較大作用，所以沿用至今。

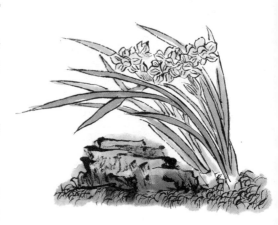

地球每365天5時48分46秒圍繞太陽公轉一周，每24小時還要自轉一周。由於地球旋轉的軌道面同赤道面不是一致的，而是保持一定的傾斜，所以一年四季太陽光直射到地球的位置是不同的。以北半球來講，太陽直射在北緯23.5度時，天文上就稱為夏至；太陽直射在南緯23.5度時稱為冬至；夏至和冬至即指已經到了夏、冬兩季的中間了。一年中太陽兩次直射在赤道上時，就分別為春分和秋分，這也就到了春、秋兩季的中間，這兩天白晝和黑夜一樣長。反映四季變化的節氣有「立春、春分、立夏、夏至、立秋、秋分、立冬、冬至」八個節氣。其中立春、立夏、立秋、立冬叫做「四立」，表示四季開始的意思。反映溫度變化的有「小暑、大暑、處暑、小寒、大寒」五個節氣。反映天氣現象的有「雨水、穀雨、白露、寒露、霜降、小雪、大雪」七個節氣。反映物候現象的有「驚蟄、清明、小滿、芒種」四個節氣。

二十四節氣的形成和發展與傳統農業生產的發展緊密相連。農業發展初期，由於播種和收穫等農事活動的需要，開始探索農業生產的季節規律，出現了春種、夏長、秋收、冬藏的概念。春秋戰國以後隨著鐵製農具的出現，農業生產對季節性的要求更高了，就逐漸形成了節氣的概念。春秋時已用土圭測日影定節氣。最初只有夏至、冬至，隨後逐漸增加了春分、秋分及立春、立夏、立秋、立冬。西漢《淮南子·天文訓》中始有完整的二十四節氣的記載，它是以北斗星斗柄的方位定節氣。定立春為陰曆的正月節（節氣），雨水為正月中（中氣），依此類推。全年共十二節氣和十二中氣，後人就把節氣和中氣統稱為節氣。二十四節氣後傳入韓國、日本等鄰國。日本在江戶時代（西元1603至1867年）開始採用，並傳至今日。

節氣交替產生的天氣變化對人的生理有很大的影響。通過科學研究人們發現，人的血色素在夏季降低，在冬季升高。人體的白血球在冬季較高，十二月份最高。人體的血小板在三、四月份較高，在八月份降低。成年人的凝血口原在冬、春季時低，並在氣團活動及氣壓變化時出現波動。人體內的纖維蛋白原冬季低於夏季，冷鋒後可降低。人體內的血清蛋白、總蛋白數自冬至夏會減少，白蛋白夏天高，冬天低，球蛋白冬季高，

夏季低。人體的血容量會在冷氣團、冷鋒後降低，受熱後增加。人體二氧化碳的結合力在十二月份最高，六月份最低。人體的血磷在二月份最低，夏秋最高。人體的血鈣在二、三月份最低，八月份最高。血鎂在二月份最低，十二月最高。血碘在冬季最低，夏季最高。人體毛細管的抵抗力會在冷鋒後增強，暖鋒後降低。人體組織的穿透力會在冷鋒後減少，暖鋒後增強。

節氣交替所產生氣象中的溫度、溼度和氣壓的變化，對人身體的健康有著重要影響。其中氣壓與人體健康關係尤其密切。氣壓與人體的影響，概括起來分為生理和心理方面。

氣壓對人體生理的影響主要是影響人體內氧氣的供應。人每天需要大約750毫克的氧氣，其中20％為大腦耗用。當自然界氣壓下降時，大氣中氧分壓、肺泡的氧分壓和動脈血氧飽和度都隨之下降，導致人體發生一系列生理反應。以從低地登到高山為例，因為氣壓下降，身體為補償缺氧就加快呼吸及血循環，出現呼吸急促、心率加快的現象。由於人體（特別是腦）缺氧，還出現頭暈、頭痛、噁

心、嘔吐和無力等症狀，甚至會發生肺水腫和昏迷，這也叫高山反應。

同時，氣壓還會影響人體的心理變化，主要是使人產生壓抑情緒。例如，低氣壓下的陰雨和下雪天氣、夏季雷雨前的高溫溼悶天氣，常使人抑鬱不適。而當人感到壓抑時，自律神經趨向緊張，釋放腎上腺素，引起血壓上升、心跳加快、呼吸急促等。同時，皮質醇被分解出來，引起胃酸分泌增多、血管易發生梗塞、血糖值急升等。另外，月氣壓最低值與人口死亡高峰出現有密切關係。有學者研究了72個月的當月氣壓最低值，發現48小時內共出現死亡高峰64次，出現機率高達88.9％。

由此可以看出，現代科學已證實了氣候變化對人體健康的影響。一年中的氣候，隨二十四節氣的不同而有所變化，各自有各自的特點，所以根據節氣的不同而採用不同的養生方法，才能有效地得到健康的身體。古代養生家們極注重不同時節採用不同的養生方法。在我國古代，一年二十四個節氣，每一個月兩個節氣，哪一個節氣應該吃些什麼東西，做些什麼運動，是很有講究的。我國古代

的二十四節氣，不但是古人天文觀察上的成就及生活經驗的總結，而且包含著周易八卦及五行的辯證思想。

三、八卦與二十四節氣

我國最初用八卦中的震、離、兌、坎代表春、夏、秋、冬。由於每卦中有六個爻，所以四個卦共有二十四個爻以代表二十四節氣。東方春天是震卦五行屬木，南方夏天是離卦屬火，西方秋天是兌卦五行屬金，北方冬天是坎卦五行屬水。震卦、離卦、兌卦、坎卦，分四季每卦六爻，每一爻管15日，每卦共管90日，四卦共管360日。

這樣，八卦中的六十四卦除掉震、離、兌、坎四個正卦則餘下六十卦，共有三百六十爻、每爻代表一日，共有360日。可是每年共有365.25日，所以尚有5.25日無爻可對，於是將此5.25日均分六十卦，如果每日為80分，則5.25日共為420分。將這420分均分六十卦，則每卦為7分，由於一爻生一日，一卦主6日，加上平均來的7分，所以一卦配以6日7分。此即漢代著名易學家孟喜的「六日七分法」。由於古人將每個節氣的五天作為一候，所以一年有十二個月，二十四節氣，七十二候。

我國古代用八卦中的十二辟卦表示一年中十二個月的氣候變化，並且律呂證實每種氣候的來臨。律呂的發明，是在西北地區。陝西、河南邊界，有一種呂管，形狀據說像竹子又不是竹子，長短粗細有一定的標準，共有十二種，埋在地下，傳說是埋在天山的陰谷。由於這十二種管子長短不一，深入地下的長短也不同，而上端則是齊平的，管中充滿了蘆灰，管口用「竹衣」（竹子內的薄膜）輕輕貼上，到了冬至一陽生的時候，最長管子中的灰，首先受到地下陽氣上升的影響，便噴出管外，同時發出「嗡」的聲音，這就叫黃鐘之音。然後每一個月有一根管子的灰噴出來，也發出不同的聲音。這樣由黃鐘、大呂、太簇、夾鐘、姑洗、中呂、蕤賓、林鐘、夷則、南宮、無射、應鐘分別發出的聲音，說明地球中的熱量正在向體表擴散，地上的溫度開始升高。

　　黃鐘發出聲音，是在十一月，也是子月，即冬至一陽初生的時候，卦是復卦。到了十二月陽能又逐漸上升了一些，初爻和第二爻都是陽爻，因為內卦變了，成為地澤臨卦。在節氣上，為小寒和大寒。

　　到了正月是寅月，是地天泰卦，所謂「三陽開泰」就是說已經有三個陽了；律呂是太簇之音，節氣是立春和雨水。二月是卯月，卦象內卦是乾卦，外卦是震卦，震為雷，雷天大壯；二月是大壯卦，此時節氣為驚蟄和春分。三月為夬卦，節氣是清明、穀雨，外卦是兌卦，兌為澤，內卦是乾卦，乾為天，澤天夬這個卦象表現出地球物理的氣象，與我們生活息息相關，強大的陽能將戰勝陰能。

　　到了四月是乾卦，這時陽能到了極點，實際上每年最難受、最悶熱的是四月，跟著來的是五月。這個卦的六爻，陽氣開始減少了。於是夏至節氣來了，所謂冬至一陽生，夏至一陰生，開始回收了，以現代的地球物理來說，地球又開始吸收太陽的放射能進來了，就像人類的呼吸一樣，要吸氣了。到鄉下去觀察，就可看到土牆房屋的牆壁，在夏至以後便發霉了，表示潮溼來了，陰氣來了。人的身體保養要注意，如果多吹電扇，加上吃冰淇淋，沒有不生病的，那時生病的人特別多，就是這一陰生的關係。六月是小暑、大暑的節氣，所謂三伏天。這時常看到有些人去貼膏藥治病。這時是陽氣慢慢要退伏了，所以名為「伏」，每十天一伏，三伏有三十天。所以夏天我們體外感到很熱，這是身上的陽能向外放射，而身體的內部還是寒的，所以夏天的消化力，反而沒有冬天好。

　　七、八、九月，陰氣不斷增加，形成否、觀、剝三卦。最後在十月的立冬，成為純陰之坤卦。天氣上十月有一個小陽春，這時有幾天氣候的氣溫回升。這就是陰極則陽生的道理。

值得一提的是，古代的正月，是隨著朝代的更換而變化的。商朝曾把夏朝的十二月算作每年的第一月，周朝曾把周朝的十一月算作第一個月，秦始皇統一天下後，把十月算作每年的第一個月，直到漢武帝時，才又恢復成夏朝的月份排法，一直沿用至現在。這幾代王朝將自己更改後的第一個月，稱為正月，因為在他們看來，既然自己當了皇帝，居了正位，十二個月的次序便也要跟著他們「正」過來。可惜這些皇帝們只能改一下月份的次序，而四季的變化卻不能跟著變過來。由於當時文化及消息的傳播很落後，所以並不是全國所有的人都能知道月份的更改，於是月份便顯得有些混亂。在這種情況下，二十四節氣便因具有記時與表徵氣候的雙重作用，而備受人們的喜愛。尤其是以種田為生的農民。於是以立春雨水節氣作為正月，驚蟄春分作為二月的節氣記月法，便成為主流。正如古代流傳的一首歌訣說：「正月立春雨水節，二月驚蟄及春分，三月清明併穀雨，四月立夏小滿方，五月芒種併夏至，六月小暑大暑當，七月立秋還處暑，八月白露秋分忙，九月寒露併霜降，十月立冬小雪漲，子月大雪併冬至，臘月小寒大寒昌。」

　　這種以二十四節氣代表月份的記時方法也被古代醫家、易學家、占卜家所採用。比如現在的八字算命中，仍然是以立春作為人們一歲的分界點，並以節氣劃分月份；醫學上根據節氣的變化而辯證地為病人開藥方，並且創建出許多配合二十四節氣的鍛鍊功法；相面術中往往根據人們臉色隨二十四節氣的變化推斷吉凶；手相學中也根據人們手紋及色澤隨二十四節氣的變化推斷吉凶。二十四節氣就這樣包含著陰陽、八卦及五行的辯證哲學，而顯示其強大的生命力。目前，世上只要是有華人的地方，就會有二十四節氣的說法，並且會有因節氣而產生的各種風俗。配合二十四節氣的養生鍛鍊，也正在逐漸受到世人的重視。

　　本書以春季的六個節氣養生為重點，針對不同時令的民俗生活、起居方法、運動養生、飲食藥方及房事忌宜等各方面進行論述，相信對喜愛養生修煉的人會有很大幫助。當然，書中難免存在一些缺點和問題，希望讀者能與我們聯繫，提出寶貴意見。

【春季養生開篇】

天文科學上，我國是將「四立」作為四季的開始。自立春到立夏為春，自立夏到立秋為夏，自立秋到立冬為秋，自立冬到立春為冬。全年可劃分大致相等的四個季節，每季三個月。這樣劃分的結果是全國各地四季的日期是固定的、統一的。

春季有立春、雨水、驚蟄、春分、清明、穀雨六個節氣。根據我國傳統醫學理論，春季是萬物生發的季節，氣候變化以風為特點。此時天氣由寒轉溫，草木生發萌芽，萬物復甦，人類的新陳代謝也開始變得活躍起來。人體內以肝、膽經脈的經氣最為旺盛和活躍。所謂「百草回生，百病易發」，人在這時候應特別關愛自己的身體，防治疾病。體弱多病者、老人和孩子要防止病情加重，或舊病復發。

《內經素問‧四氣調攝》中說：「春夏養陽，秋冬養陰。」此為四時調攝的宗旨，它是根據自然界和人體陰陽消長、氣機升降（氣的升降出入）、五臟盛衰的不同時間的特點狀態，而制定的四時養生原則。

高士宗在《素問直解》裡說：「春夏養陽，使少陽之氣生，太陽之氣長；秋冬養陰，使太陰之氣收，少陰之氣藏。」此句的意思是說，春夏之時，自然界陽氣升發，萬物生機盎然，養生者就應該充分保養，保護體內陽氣，使之充沛，不斷旺盛起來，不要做損害體內陽氣的事；而在秋冬之時，萬物斂藏，此時養生就應順應自然界的收藏之勢，收藏體內陰精，使精氣內聚，以潤養五臟。

張志聰在《素問集注》裡說：「春夏之時，陽盛於外而虛於內；秋冬之時，陰盛於外而虛於內。故聖人春夏養陽，秋冬養陰，以從其根而培養之。」此句的解釋亦很有道理，如諺語說：「夏有真寒，冬有真火。」即夏天有陽虛內寒之瀉洩，而冬天不乏陰虛內熱之盜汗。春夏之季，因為陽處於內，故要養陽；秋冬之時，因為陰處於內，故要養陰，只有這樣才能「從其根」。

張景岳在《類經》裡解釋說：「陰根於陽，陽根於陰，陰以陽生，陽以陰長。所以聖人春夏養陽，以為秋冬之地；秋冬則養陰，以為春夏之地，皆所以從其根也。今人有春夏不能養陽者，每因風涼生冷，傷其陽氣，以致秋冬多患瀉洩，此陰脫之為病也。有秋冬不能養陰者，每因縱

慾過度，傷其陰氣，以致春夏多患火症，此陽盛之為病也。」意思是說，若能在春夏之時養陽，可預防秋冬之寒病；而在秋冬之時養陰，可預防春夏之火症。張氏的註解體現了陰陽互根的觀點，因為養陽不能脫離陰，養陰不能脫離陽，即大醫學家王冰所說：「陽氣根於陰，陰氣根於陽，無陽則陰無以生，無陰則陽無以化，全陰則陽氣不極，全陽則陰氣不窮」。

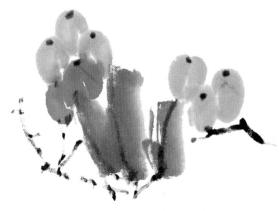

《黃帝內經析義》認為「春夏養陽，秋冬養陰」可以概括為三種涵義：
◎四時的養生方法，生長屬陽，收藏屬陰；所以，春夏養生長之氣，即為養陽，秋冬養收藏之氣，即為養陰。
◎養陽指養心、肝二陽臟；養陰指養肺、腎二陰臟。
◎養陽要順從陽氣生長的特點，使陽氣發洩；養陰要順從陰氣收藏的特點，不要使陰氣發洩。

上述各種解釋從不同角度闡述了「春夏養陽，秋冬養陰」的理論意義，不管哪種看法都旨在說明一點：季節不同，養生的原則和方法就不一樣，人們只有在理論上明白「春夏養陽，秋冬養陰」的涵義，才能更好地去「順四時而適寒暑」。

《內經素問‧四氣調神大論》中說：「春三月，此謂發陳，天地俱生，萬物以榮。夜臥早起，廣步於庭，披髮緩形，以使志生，生而勿殺，與而勿奪，賞而勿罰，此春氣之應，養生之道也。逆之則傷肝，夏為寒變，奉長者少。」這裡講的是春天的養生之道，亦即春天的養陽之道。

春季即農曆的正、二、三月，陽氣上升，萬物萌動，自然界呈現一片生機蓬勃的姿容，天地孕育著生發之氣，萬物欣欣向榮。人們應當晚睡早起，闊步於庭院，披散頭髮，寬緩形體，以使志意充滿生發之氣。對待事物，當生的不要殺害它，當給的不要剝奪它，當賞的不要刑罰它，這就是適應春氣，調養人體「生氣」的道理。如果人違逆了這個道理，就要傷害肝氣。春季傷害了肝氣，到了夏季，就會發生寒病，這是因為人在春季養「生氣」不足，會使夏季奉養「長氣」力量不夠的緣故。

傳統醫學認為春氣通於肝，天人相應，故春季養生重在養肝，方能預防疾病保健康。肝主升發陽氣，喜暢達疏洩，惡抑鬱。要想肝氣順應自然，首要必須重視精神調養，注意心理保健。如果思慮過度，日夜憂愁不解，則會影響肝臟的疏洩功能，進而影響其他臟腑的生理功能，導致疾病滋生。例如，春季精神病的發病率明顯高於其他季節，原有肝病及高血壓的患者在春季會加重或復發。所以，春季尤應重視精神調攝，心情舒暢，切忌憤然惱怒。按照中醫理論，怒傷肝，故春季養生必須戒怒。

隨著春天的到來，人體生物鐘的運轉也受到了一定程度的影響。又由於這時候的天氣驟暖驟冷，變化很大，所以會使人患有皮膚炎、低血壓、甲狀腺機能亢進、癲癇、胃潰瘍、小兒麻痺症、感冒、流行性感冒、流行性腦膜炎、肺炎、急性支氣管炎、病毒性肝炎等各種疾病，老年人最易復發偏頭痛、胃痛、慢性咽喉炎、過敏性哮喘、高血壓、冠心病、精神病等。由此可見，在春天採取積極的防治措施，以順應季節的變化是有著重要意義的。

春天陽氣升發，風和日麗，樹林、河水邊的空氣中負氧離子較多，對人體很有利，人們應盡量多到這些地方去活動。在睡眠充足的情況下，還要堅持做運動，參加適量的體力勞動，以舒展筋骨、暢通氣血、增強免疫力與抗病能力。春季人們常會出現「春困」，表現為精神不振、困乏嗜睡，可以透過運動來予以消除，絕不能貪睡，因為中醫認為「久臥傷氣」，久睡會造成新陳代謝遲緩、氣血循環不暢、筋骨僵硬、脂肪積聚、體內吸收與運載氧的功能下降、毒素不能及時排出體外，遂導致體質虛弱多病。

春季食補宜多吃溫補陽氣的食物，蔥、蒜、韭菜是益肝養陽的佳品，菠菜舒肝養血，都宜常吃。大棗性平味甘，養肝健脾，春天可常吃。春季除保肝外，還要注意補充微量元素「硒」，多吃富含硒的動、植物，如海魚、海蝦、牛肉、鵪鶉蛋、芝麻、杏仁、枸杞子、豇豆、金針菜等，以提高人體的免疫能力，達到保健養生的目的。

有道是「春種一粒粟，秋收萬顆籽」，春季養生得法，將有益於全年的健康。

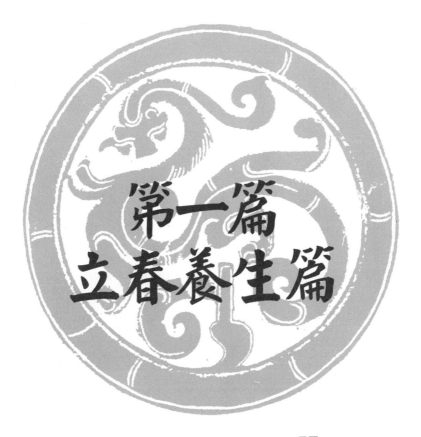

第一篇
立春養生篇

〖 節氣諺語 〗

立春落雨到清明，一日落雨一日晴。

立春日寒，一春不寒；
立春日雨，一春不雨。

年前立春過年暖，過年立春二月寒。

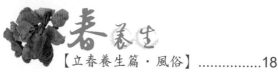

風俗

　　立春時斗指東北，太陽黃經為315度，時值陽曆的2月4日前後，是二十四節氣的第一個節氣。其含意是開始進入春天，「陽和起蟄，品物皆春」，過了立春，萬物復甦，生機勃勃，一年四季從此開始了。

　　立春也是最早的「八節」之一，「節」有段落的意思，發展到二十四節氣，是把一年分成二十四個段落，因此戰國時代的二十四節氣，是用「平氣」，即把一歲（當時以冬至到次年冬至的三百六十五又四分之一日）平分成二十四份，每節約十五日多一點。到了清初改增用「定氣」，才是以太陽在黃經（以地球為中心看太陽的不同位置）上的度數為準。春分點是零度，立春就是太陽黃經315度的位置。

　　我國古代還將二十四節氣分成七十二候，每五天為一候，立春十五天的三候為「一候東風解凍，二候蟄蟲始振，三候魚陟負冰。」這是說立春後，東風送暖，大地開始解凍；立春五日後，蟄居的蟲類慢慢在洞中甦醒；再過五日，河裡的冰開始溶化，

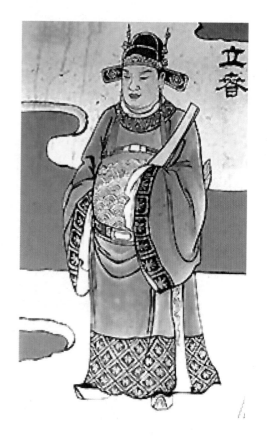

魚開始到水面上游動，此時水面上還有沒完全溶解的碎冰片，如同被魚負著一般浮在水面。

　　俗話說一年之計在於春，我國人民對於春天的到來寄予著極其美好的希望，歷來都很重視這個節氣。

　　立春日東郊迎春，是歷朝先民於立春日進行的一項重要活動，是從天

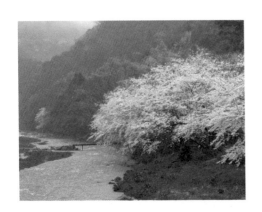

郊，因為迎春活動中祭拜的句芒神是東方之神。後來，迎春活動的地點就不止是在東郊了，宮廷內、府衙門前等地都有迎春的活動，活動的內容也越來越豐富。在宋代，「立春日，宰臣以下，入朝稱賀」（宋吳自牧《夢粱錄》），這種立春的賀節，也是一種迎春活動。

在清代，還有所謂「拜春」的習俗：「立春日為春朝，士庶交相慶賀，謂之『拜春』。研粉為丸，祀神供先，其儀亞於歲朝，埒於冬至。」（清顧祿《清嘉錄·拜春》）這種「拜春」的活動，與元旦的「拜年」

子到庶民都要參加的一項活動。《禮記·月令》記載說：「是月也，以立春。先立春三日，太史謁之天子，曰：『某日立春，盛德在木。天子乃齋。』立春之日，天子親帥三公、九卿、諸侯、大夫以迎春於東郊。還反，賞公卿、諸侯、大夫於朝。命相布德和令，行慶施惠，下及兆民。慶賜遂行，毋有不當。」由此可見，迎春是古時候從天子到朝臣的一項重大活動。

立春前三天，天子就要準備。立春日那天，天子和朝臣一起出動去東郊，回來之後，要賞賜群臣，布德和令以施惠兆民。這種活動必然影響到庶民，使之成為後來世世代代的全民迎春活動。

古時的迎春活動，開始時在東

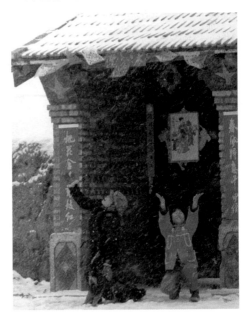

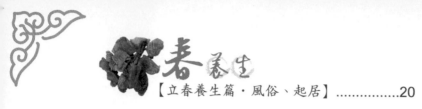
相似，也是迎春活動的一種。迎春儀
式，又稱行春。

立春除迎春大典外，還有打春
牛、喝春酒、吃春餅的習俗。

古代帝王常常率領群臣舉行隆重
的迎春大典，有的還要親自扶犁耕一
塊地，表示對農耕的重視。漢代的文
帝、景帝頒發詔書時稱「朕親耕為天
下先」，這種迎春儀式相沿到清朝。
「打春牛」就是在立春日用黃土造
牛並鞭打之。皇宮內鞭春完後，又把
春牛放置在府前，讓府僚打春。從早
到晚，府內僚臣及至過路人都到府前
打春牛，表示鞭策耕牛辛勤耕耘。由
於這種風俗，所以民間把立春又叫做
「打春」。

立春這一天，民間有吃春餅（潤
餅）、春捲的食俗。春餅是以麵粉烙
製或蒸製的薄餅皮，以豆芽、韭黃、
粉絲等炒成的合菜作餡兒包著食用。
昔日，吃春餅時講究到盒子鋪去叫
「蘇盤」（又稱盒子菜）。盒子鋪就
是醬肉鋪，店家派人送菜到家。盒子
裡分格放熏肉、烤豬肉、清醬肉、熏
豬蹄、醬豬蹄、熏雞、醬鴨等，吃時
需改刀切成細絲，另配幾種家常炒菜

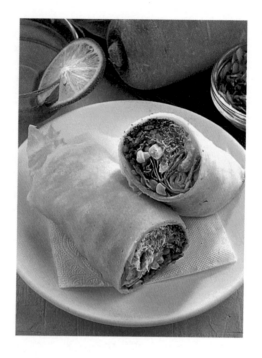

（通常為肉絲炒韭芽、醋烹綠豆芽、
素菜炒粉絲、蛋皮等），一起捲進春
餅裡吃。吃春餅講究將菜包起來，從
頭吃到尾，叫「有頭有尾」，取吉利
的意思。佐料有細蔥絲、花生粉、糖
粉和調味醬（烤鴨配甜麵醬）。吃春
餅時，全家圍坐一起，把烙好的春餅
放在蒸鍋裡，隨吃隨拿，為的是趁熱
食之。

有記載說宋代宮廷的薺菜迎春餅
是「翠縷紅絲，金雞玉燕，備極精
巧，每盤值萬錢。」明、清時期，隨

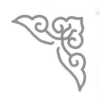

著烹調技術的發展和提高，春餅改成了小巧玲瓏的春捲，不僅是民間的食品，而且成為宮廷的糕點之一，登上了大雅之堂，深受乾隆皇帝的讚賞。清朝的滿漢全席一百二十八道菜點中，春捲是九道點心之一。

立春的風俗，不單反映了我國古代人民對春耕的重視，還包含有科學性的春季養生思想。迎春活動是叫人們從立春開始要經常到戶外活動，呼吸新鮮空氣，陶冶性情，使得心神愉悅；鞭打春牛則可使人身體得到適當的運動，以提高身體的免疫能力；吃春捲則表現出古人對春季飲食的重視。春捲菜多而餅皮少，其中的豆芽、韭菜、蔥、蛋皮等確為春季飲食的佳品。

此外，國人們最重視的農曆春節也常常落在立春前後。正月初一貼春聯、換新衣、祭祖行香、四處拜年、互道恭喜、燃放爆竹、民俗活動等等，喜氣洋洋，熱鬧滾滾。初二歸寧，出嫁的女兒回娘家「作客」。初四接神，迎神回人間。初五「隔開」，春節至此結束，各行各業有開工儀式。初九天公生，為玉皇大帝誕辰，供品祭祀。

起居

立春時節，冬藏結束，春發到來。「立春」時值陽曆二月上半月，一般在「春節」前後，習慣上認為是春季的開始。

從中醫角度來講，春季屬於五行「金木水火土」中的「木」，而人體五臟與五行對應的是「心肝脾肺腎」。肝屬木，木的物性是生發，肝臟也具有這樣的特性，因此從情緒上講，以明朗的心境迎接明媚的春光是有利於肝臟的。所以從立春開始，在精神養生方面，要力戒暴怒，更忌情懷憂鬱，做到心胸開闊、樂觀向上，保持恬靜、愉悅的好心態。

春天在起居方面，人體氣血亦如自然界一樣，需要舒展暢達，這就是要求我們夜臥早起，免冠披髮，鬆緩衣帶，舒展形體，多參加室外活動，克服倦懶思眠狀態，使自己的精神情志與大自然相適應，力求身心和諧、精力充沛。春天的到來，好像新生命的到來，人的機體內隨萬物萌發，蘊動著一種勃勃的生機。

春寒雖不像寒冬臘月「三九」、

春養生

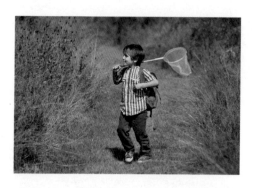

「四九」那樣酷冷，但若不加以注意，很可能使人體防禦功能進一步被摧毀，導致流行性感冒、肺炎、哮喘等呼吸道疾病的發生，或使原有的疾病加重。忽冷忽熱的氣候，易使人體的血管不斷收縮擴張，很不穩定，這對患有高血壓、心臟病的人危害極大，它會使患高血壓的病人發生「腦中風」，誘發心絞痛或心肌梗塞。忽冷忽熱的乾寒氣候更易使體弱的兒童遭受感冒之苦。據醫學史料記載，早春患胃腸潰瘍病的人比平時多，病情易加重。因春天主生發，萬物皆蠢蠢欲動，細菌、病毒等亦隨之活躍，故稍不留心就容易生病。這時除了仍須保持穿暖少脫之外，特別要注意的是保護好頭頸與雙腳。

老人，尤其是頭髮稀疏者，不宜過早摘下帽子、圍巾。因為整個冬天都戴著帽子、圍巾的頭頸，已經習慣於這種保暖生活，若在乍暖還寒的氣溫下，突然遠離帽子，就容易遭受風寒頭痛、感冒傷風。若在早春疏於保護，頸椎病、五十肩等就會乘虛而入，尤其是已有頸椎骨刺的中老年人，若在春寒時長久暴露於寒溼中，常導致局部腫脹，頸椎病的症狀加重。一些老年人在早春時頸部疼痛、僵硬不適、頭昏、肩重、手麻、乏力等症狀層出不窮，正是源於頸部疏於保護之故。

早春容易使人大意的是一雙腳的保暖和保乾。有些人常早早地換上輕薄的春裝，穿上涼鞋，早春的寒氣與溼氣也悄悄地乘虛而入，由下而上，由表入裡，侵透骨骼、關節，尤其是踝露的腳趾與踝、膝關節，不知不覺間會感到痠脹不適、走路痠痛、下肢沉重、乏力、關節僵直等。所以《老老恆言》中說：「春凍半泮，下體寧過於暖，上體無妨略減，所以養陽之生氣。」

究竟應該保暖防護到什麼時候，則要看個人體質的好壞，以及所處地區天候的穩定度而定，不能強求一致。

另外由於居室緊閉一冬，會有不少灰塵積聚，如果在立春進行除塵通風，可減少和抑制病菌病毒繁殖，達到預防疾病的效果。

立春時節，睡眠時頭部應朝向東方，睡前用熱水洗腳，並用雙手按摩雙足尤其是湧泉穴（位於腳掌心彎曲時底部的凹陷處），能使全身暖和、舒適，睡得更安穩。早晨起來，要先使頭腦清醒後，再睜開眼睛；然後閉眼將雙手搓熱，熨眼幾十遍；接著將眼睛左右各旋轉九遍後，將雙眼緊閉

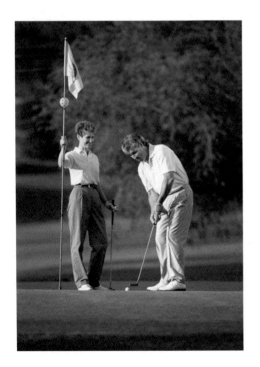

一會兒，然後猛然睜開雙眼，這樣可以去除眼中的風火。

明朝冷謙所著的《修齡要旨》一書中，對起居調攝作了較為精闢的論述，書中說：「平明睡覺，先醒心，後醒眼，兩手搓熱，熨眼數十遍，以睛左旋、右轉各九遍，閉住少頃，忽大睜開，卻除風火。披衣起坐，叩齒集神，次鳴天鼓，依呵、呼、呬、噓、嘻、吹六字訣，吐濁吸清，按五行相生循序而行一周，散夜來蘊積邪氣。隨便導引，或進功夫，徐徐櫛沐，飲食調和，面宜多擦，髮宜多梳，目宜常運，耳宜常凝，齒宜常叩，口宜常閉，津宜常嚥，氣息常提，心宜常靜，神宜常存，背宜常暖，腹宜常摩，胸宜常護，囊宜常裹，言語宜常簡默，皮膚宜常乾沐。食飽徐行，摩臍擦背，使食下舒，方可就坐。飲食發痔，食後曲身而坐，必病中滿。怒後勿食，食後勿怒。身體常欲小勞，流水不腐，戶樞不朽，運動故也。勿得久勞，久行傷筋，久立傷骨，久坐傷肉，久臥傷氣，久視傷神，久聽傷精。忍小便膝冷成淋，忍大便乃成氣痔。著溼衣、汗衣令人生瘡。夜膳勿飽，飲酒勿醉，醉後勿飲冷，飽餘勿便臥。頭勿向北臥，頭

春養生

邊勿安火爐。切忌子後行房，陽方生而頓滅之，一度傷於百度。大怒交合成口疽，疲勞入房，虛損少子，觸犯陰陽禁忌，不惟父母受傷，生子亦不仁不孝。臨睡時調息嚥津，叩齒鳴天鼓。先睡眼，後睡心，側曲而臥，覺直而伸，晝夜起居，樂在其中矣。」

書中所提及的叩齒、鳴天鼓（即雙手掩住雙耳，然後食指迭壓在中指上，向下用力敲擊後腦）、擦面、梳髮及身體按摩等保健方法，確為歷代養生保健的精華，日常起居能將上述養生法養成習慣，會達到極其顯著的強身健體的效果。其中最經典的養生法便是六字訣養生法，在後面的「運動」章節中，我們會對此功法進行詳細的介紹。

【編按：古人從冬至後開始數九，九天為一周期，其中第19天至第27天稱作「三九」，第28天至第36天稱作「四九」，其餘類推。】

運動

立春時節，人們根據自己的身體情況進行各項鍛鍊。不要選擇高強度的劇烈運動，以免由於過度活動和損耗，反而對人體的養陽和生長造成不利影響。最好的鍛鍊方法有以下幾種：

一、散步

春天是萬木爭榮的季節，人亦應隨春生之勢而動。春季的日出之後、日落之時是散步的大好時光，散步地點以選擇河邊、湖旁、公園之中、林蔭道或鄉村小路為好，因為這些地方空氣中負離子含量較高，空氣清新。散步時衣服要寬鬆舒適；鞋要輕便，以軟底為好。散步時可配合擦雙手、揉摩胸腹、捶打腰背、拍打全身等動作，以利於疏通氣血，生發陽氣。

散步不拘形式，宜以個人體力而定速度快慢，時間的長短也要順其自然，應以勞而不倦，見微汗為度。散步速度一般分為緩步、快步、逍遙步三種：

◎**緩步**：老年人以緩步為好，步履緩慢，行步穩健，每分鐘約行60至70步，可使人穩定情緒，消除疲勞，亦有健胃助消化的作用。

◎**快步**：每分鐘約行走120步左右，這種散步輕鬆愉快，久久行之，可振

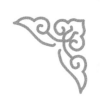

奮精神，興奮大腦，使下肢矯健有力，適合於中老年體質較好者和年輕人。

◎**逍遙步**：散步時且走且停，時快時慢，行走一段，稍事休息，繼而再走，或快走一程，再緩步一段，這種走走停停、快慢相間的逍遙步，適合病後恢復期的患者及體弱者。

二、慢跑

慢跑是一種簡便而實用的運動項目，它對於改善心肺功能、降低血脂、提高身體代謝能力和增強機體免疫力、延緩衰老都有良好的作用，慢跑還有助於調節大腦皮質的興奮和抑制、促進胃腸蠕動、增強消化功能、消除便祕。

慢跑前做3至5分鐘的準備活動，如伸展肢體及保健操等。慢跑速度掌握在每分鐘100至200公尺為宜，每次運動時間以10分鐘左右為好。慢跑的正確姿勢為兩手握拳，步伐均勻有節奏，注意用前腳掌著地，不能用足跟著地。慢跑後應做調息運動。

運動時間以早晚為宜，最好選擇空氣新鮮、道路平坦的地方進行。

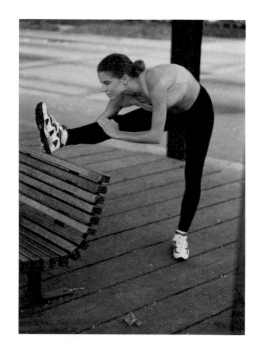

三、保健操

從立春至春分，人體的經氣分別運行於肝膽脾胃，如果以上臟腑素有舊疾，則可能在春季復發，所以可以經常做做下列保健操：

◎一腳或前或後，輕輕踮起腳跟，再輕輕放下腳跟著地，一腳做幾次，再換另一腳，做幾分鐘以後，感覺頭目舒適即可。

◎兩腳張開，約與肩同寬，腳趾稍向外張，以感覺身體舒適的角度為原則；右手上舉，位於耳旁，手掌向

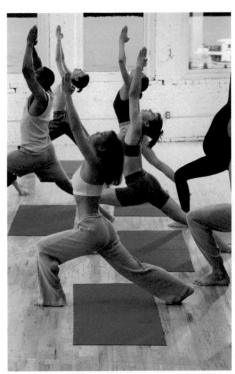

上，右肩稍向前或向後活動，感覺右肋部有熱氣衝出來為度，如果沒有這種感覺也一樣可以做此動作；幾秒鐘後，右手放鬆下垂。如此重複幾次，然後換左手重複以上動作。

以上兩種保健操有舒肝健脾、舒經活絡、消除體內積滯的功效，可以幫您排除冬季體內的積食，是適合春季的養生運動。

四、梳頭氣功

◎氣功預備式。正身站立，兩腳分開，雙膝稍屈，頭正項直，兩眼平視前方，全身自然放鬆，意守腹部丹田。年老體弱者可改用坐式，自然呼吸，鼻吸口呼，要求均勻和緩。

◎入靜放鬆後，雙手緩緩上提，兩掌心輕按前額經鼻口輕擦至下頜，再轉向頭後頸部，往上擦過頭頂回至前額。共按36次，首次宜輕，以後漸重。

◎輕抓頭皮。雙手十指屈成弓形，自前額髮際開始經頭頂向後至頸後為止，依此順序共抓36次。

◎兩掌心貼於頭面，自前額始擦至下頜後，再翻向後頸部，復經頭頂再至前額止。共按36次，先重後輕。

◎緩慢收功。收功時宜用梳齒圓滑的木梳輕梳頭髮，可按本人所需髮型梳理。梳時呼吸均勻、動作柔和。

常練梳頭功，可疏通血脈，並改善頭部血液循環，使頭髮得到滋養，既防脫髮又能耳聰目明，並有助於降低血壓。還可以起到提神健腦、解除疲勞等作用，從而保持大腦清醒，防止大腦老化延緩衰老。

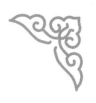

五、乾洗腳

方法是雙手緊抱一側大腿根，稍用力從大腿根向下按摩直到足踝，再從足踝往回按摩至大腿根。同樣方法再按摩另一條腿，重複10至20遍。還可採用甩腿、揉腿肚、扭膝、搓腳、暖足、蹬腿等方法來活動下身。

六、立春正月節坐功

此為明朝高濂所著《遵生八箋》中收錄的一套養生功法，為宋朝陳希夷所創。這套功法針對二十四節氣的養生保健共有二十四勢，此為其一，原文如下：「運主厥陰初氣。時配手太陽、三焦。坐功：宜每日子、丑時，迭手按髀，轉身拗頸，左右聳引，各三五度，叩齒，吐納漱咽三次。治病：風氣積滯，頂痛、耳後痛、肩痛、背痛、肘臂痛，諸痛悉治。」

本法以「立春」命名，正是順應這一時令特點而特定的氣功鍛鍊方法，適宜於立春時節鍛鍊，可於立春時開始，練至雨水為止。風為令主氣，在氣候變化上，春季以風的變化較為突出。《素問·風論》說：「風者，百病之長也。」風邪侵襲人體，常表現為關節疼痛，痛無定處。原書所列本法主治病症，頭頂、耳後、肩背、肘臂等處疼痛，均與春令風邪的偏勝侵襲有關，堅持採用本功法鍛鍊，有利於這些病症的祛除，無病者還有強身防病的作用。

適應病症：風氣積滯，頭痛，耳後及肩背疼痛、背痛、肘臂等各種雜病都可以治癒。

具體方法：在每天夜晚十一時至凌晨三時，運氣調息，去除心中雜念，將呼吸調整得極其細長緩慢，然後盤腿而坐，將雙手相迭壓在腿上，向兩側轉動上肢及頭頸，同時兩肩上聳，身體上提，各3、5次，將口中津液嚥入丹田3次。

【編按：我國古代的各種運動養生法，全是通過肢體的運動而導引氣體運行，以達到更好的氣功效果，所以也稱之為導引術。由於古代養生術中運氣調息已是修煉的最基本功法，所以古代很多養生著作中只著述的導引的姿勢，但是並不是叫人們只練花架子而放棄運氣。其實中國的武術本來也是極其講究運氣的，這就叫「內煉一口氣，外煉筋骨皮」，現在的武

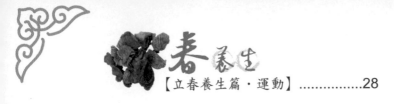

術已經逐漸向技擊和表演上發展，由於不強調煉氣，其健體的功效已不太顯著。】

七、六字真訣養生功

六字訣養生功是我國古老的一種養生術，由於其功效顯著，所以被歷代養生家所推崇。南北朝時期的陶弘景在其所著的《養性延命錄》中有較為詳盡的論述。書中說：「道者，氣也。保氣則得道，得道則長存神者，精也。保精則神明，神明則長生。精者，血脈之川流守骨之靈神也。精去則骨枯，骨枯則死矣。是以為道，務寶其精。從夜半至日中為生氣，從日中後至夜半為死氣，常以生氣時正仰臥，瞑目攫固（攫固者，如嬰兒拳手，以四指壓拇指），閉氣不息，於心中數至二百，乃口吐氣出之，日增息。如此身神具，五臟安，能閉氣至二百五十，華蓋明（華

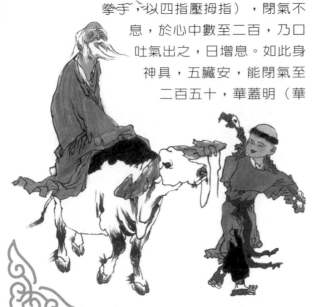

蓋，眉也），耳目聰明，舉身無病，邪不干人也。凡行氣，以鼻納氣，以口吐氣，微而引之，名曰長息。納氣有一，吐氣有六。納氣一者謂吸也。吐氣有六者，吹、呼、嘻、呵、噓、呬，皆出氣也。凡人之息，一呼一吸，元有此數。欲為長息吐氣之法，時寒可吹，時溫可呼。委曲治病，吹以去風，呼以去熱，嘻以去煩，呵以下氣，噓以散滯，呬以解極。凡人極者，則多噓。道家行氣，率不欲噓。屯噓者，長息之心也，此男女俱存法，法出於《仙經》。行氣者，先除燎鼻中毛，所謂通神之路。若天露惡風，猛寒大熱時，勿取氣。」

從文中我們可以看出，書中「先除燎鼻中毛，所謂通神之路」的觀點是不太科學的。其他還是完全符合中醫的養生理論。南北朝以後的歷代養生家根據此書中的記載，對六字訣功法做了很多修改，所以現在有很多種六字訣養生修煉法。下面我們就向大家介紹現在較為流行的一種針對於春季養生的六字養生功法。當然，最好應該參考上面的原文進行修煉：

首先，雙腳叉開與肩同寬，腳趾抓地，閉口，閉目，提肛，拔頂，

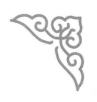

舌尖抵住上顎，雙手自然下垂於身體內側，身體放鬆，排除雜念。然後雙手重疊，將內側手掌的魚際穴貼在肚臍上。開始緩慢深長地用鼻吸氣，將意念隨氣流沿肝經上升，從大敦穴開始，從腳步的內側經膝關穴、陰包穴、陰廉穴、陰部、小腹、章門穴、肺、喉嚨、額、再到百會穴，然後停一停，緩慢將氣呼出（呼氣時口向前用力嘟起，嘴角往側面拉，如發出「噓」聲的的樣子，但不要出聲，呼氣要緩慢輕柔）。並且意念引氣沿肺經下降，從中府穴開始，經手臂內側雲門穴、俠白穴、尺澤穴、孔最穴、太淵穴、魚際穴、從少商穴將氣排出。這樣反覆做六遍。然後進行收功。

此功法可強壯肝臟，對由肝積、肝虛、肝腫大等引起的食慾不振、消化不良、眼睛疲勞及目眩等病症療效顯著。

【編按：魚際穴位在拇指丘第一掌指關節凹陷處，相當於第一掌骨中點與手背手心交接處。大敦穴在腳的大拇趾端靠近第二趾側處。膝關穴位於膝蓋附近、小腿內側處。陰包穴在大腿內側。陰廉穴在大腿內側根部。

章門穴在側腹部、第十一肋骨下方。百會穴位於頭頂正中央。中府穴在肩膀根部，與胸骨中線相距6吋，第一肋間平行處。雲門穴在鎖骨下緣凹陷、中府穴上方1吋處。俠白穴位於上臂內側。尺澤穴位於手肘橫紋中。孔最穴位於前臂內側，手腕橫紋上方7吋處。太淵穴在手腕橫紋、拇指丘下方動脈搏動處。少商穴位於拇指外側、距指甲0.1吋處。】

八、其他

如在學生常做的課間廣播操、健美操及健身操等等。其中廣播操一年四季均可操練。每節動作分別活動身體的不同部位，它的適應範圍廣，對不同的人有不同的鍛鍊效果，適用於長期伏案工作的中老年人以及體質較差者，或患有高血壓和冠心病的病人。

健美操除了活動肌肉關節外，還有塑身美體的特殊作用，具有促進全身血液循環，改善內臟、神經及肌肉的功能狀態，增強內臟的功能等作用。針對腰腹肌的健美操，可以去除腰腹部脂肪，提高腰部肌肉的彈性和韌性，特別適合於中青年人鍛鍊。健

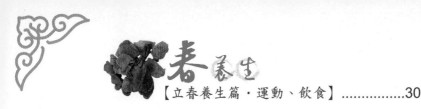

身操的適應範圍也很廣,可以根據不同年齡、不同體制加以選擇。

在傳統的健身方法中,還有太極拳、氣功、五禽戲、八段錦等,也是春季很好的鍛鍊項目。另外日常生活中爬樓、騎車、甩手、仰臥起坐、退步行走等都是可以選擇的項目。

【編按:五禽戲為東漢華佗所創,分成虎、鹿、熊、猿、鳥等五戲,依各禽獸的活動姿態而創的招式運動。八段錦由八段動作編成,每段動作皆優美、柔順如錦緞,長期練之可強身健體。】

飲食

傳統民俗中,在立春、立夏、立秋、立冬四個節氣的當天或前一天、後一天這三天時間裡,總要吃一些帶有節令特點的果品、食品及補藥類。如立春時,吃點豆芽(綠豆芽、黃豆芽、黑豆芽、蠶豆芽、碗豆芽);立夏時,可吃點杏仁、蘇子、茅草根;立秋時,可吃點枸杞子、麥冬、生地;立冬時,可吃點人參、黃耆、大棗。這樣對養胃和中大有益處。有人甚至

對此編成如下歌訣:「立春五芽炒,立夏杏蘇草,立秋杞冬地,立冬參耆棗。」由此可見古人對飲食的利弊及禁忌是很講究的,什麼季節吃什麼食物有著很嚴格的原則,並且已經滲透到民俗中。

遠古時期的人類,飲食習慣很差,經常暴飲暴食,並且不講究飲食的禁忌與衛生,導致百病叢生,人們過早夭折。自神農氏發明種植五穀並親嘗百草、研製出中草藥後,人們的生活才變得日趨文明,壽命也有所提高。

古書上說:「人生上壽一百二十年,中壽百年,下壽八十年。」便是指神農氏及其以後的一段時期。黃帝時期飲食文化便更進一步地有所發展,只是隨著朝代的變遷,由於社會環境越來越複雜,人們的工作越來越沉重,心理壓力也一天天沉重起來,所以壽命便很少有能達到一百二十歲的了。只不過在一個百姓負擔沉重,當權者處心積慮,並且又是多妻制的古代社會中,「人到七十古來稀」便也就不足為怪了。不過飲食文化卻越來越受到古人的重視,因為隨著社會的發展,會逐漸出現很多影響人壽命

的因素，並且是常人所不能左右的，比如繁重的體力工作、惡劣的工作環境、人際關係的虛偽險惡造成的心理壓力、生存環境惡劣而出現的瘟疫等等，往往不是通過個人所能夠解決和避免的。於是古人便將合理飲食作為延緩衰老、強壯身體的重要手段之一，這使古代飲食文化得到進一步的完善。我們不得不承認，古代的飲食是極其豐富而且很有講究的，並且古代人的身體，也並非像滿清末年因戰爭頻起而缺衣少食，被外國人稱之為「東亞病夫」的樣子，而是很強健，比現代人的身體素質要強得多。所以說古代對飲食的研究是幾千年文明的沉澱，我們今天更應該重視飲食的合理性。

春季的飲食調理對身體的健康至關重要，宜甜少酸。《素問·藏氣法時論》說：「肝主春，……肝苦急，急食甘以緩之，……肝欲散，急食辛以散之，用辛補之，酸瀉之」。在五藏與五味的關係中，酸味入肝，具收斂之性，不利於陽氣的生發和肝氣的疏洩，飲食調養要投其臟腑所好，即「違其性故苦，逐其性故欲。欲者，是本臟之神所好也，即補也。苦者是本臟之神所惡也，即瀉也。」明確了這種關係，就能有目的地選擇一些柔肝養肝、疏肝理氣的草藥和食品，草藥如枸杞、鬱金、丹參、元胡等，食品選擇辛溫發散的大棗、豆豉、蔥、香菜、花生等靈活地進行配方選膳。

春天應該少吃刺激性及不好消化的食物，如糯米、麵團等，食補宜選用較清淡溫和且扶助正氣、補益元氣的食物：

◎**偏於氣虛者**：可多吃一些健脾益氣的食物，如米粥、紅薯、山藥、馬鈴薯、雞蛋、鵪鶉蛋、雞肉、鵪鶉肉、牛肉、瘦豬肉、鮮魚、花生、芝麻、大棗、栗子、蜂蜜、牛奶等。

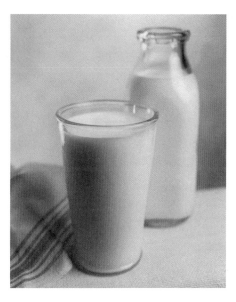

◎**偏於氣陰不足者**：可多吃一些益氣養陰的食物，如胡蘿蔔、豆芽、豆腐、蓮藕、荸薺、百合、銀耳、蘑菇、鴨蛋、鴨肉、兔肉、蛙肉、甲魚等。

另外，春季飲食還要吃些低脂肪、高維生素、高礦物質的食物，如薺菜、油菜、芹菜、菠菜、馬蘭（開脾草）、枸杞菜、香椿頭、蒲公英等，這對於因冬季過食膏粱厚味，近火重裘所致內熱偏亢者，還可起到清熱解毒、涼血明目，通利二便、醒脾開胃等作用。

至於藥補，是針對人體已明顯出現氣、血、陰、陽方面的不足，依靠食補已不能糾正其虧損時，則應在中醫指導下，施以甘平的補藥，以平調陰陽，袪病健身。對於體虛乏力、少氣懶言、不耐勞累、經常感冒、容易出汗或內臟下垂等，可酌情選食藥膳：黃耆黨參燉雞、人參蘑菇湯、參棗米飯、風栗健脾羹等配合治療。另外，根據中醫「春宜養陽，重在養肝」等理論，春季人體肝的功能較為旺盛，故應注意補肝，可用芡實粥以益精氣、地黃粥以補體虛、防風粥去四肢氣，用枸杞子、黃精、玉竹、沙參等以進補。還可選具有升補作用的首烏肝片、人參米肚、赤箭鳳冠等以助肝氣之升發。

一、食療方

1.紅棗粥

配方：紅棗50克，粳米100克。

做法：同煮為粥。

服法：早、晚溫熱服食。

功效：紅棗具有良好的補益作用，對小孩的生長發育有很大的好處。尤其是其性平和，能養血安神，適用於久病體虛、脾胃功能薄弱者服食。紅棗粥對美容護膚也大有益處。

2.薄荷粥

配方：薄荷15克，粳米60克，冰糖適量。

做法：同煮為粥，待粥將成時加入冰糖適量，再煮至沸即可。

服法：可供早、晚餐溫熱服食。

功效：薄荷是一種植物，中醫用薄荷作為發汗解熱劑。明朝李時珍《本草綱目》云：「薄荷，辛能發散，涼能清利，專於清風散熱。故

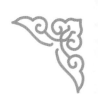

頭痛、頭風、眼目、咽喉、口齒諸病為要藥。」據《醫余星》記載：「薄荷通關節，利咽喉，令人口香。」中老年人春季吃些薄荷粥，可以清心怡神，疏風散熱，增進食慾，幫助消化。

3. 枸杞粥

配方：枸杞50克，粳米100克。

做法：同煮成粥。

服法：早、晚隨量食用。

功效：枸杞子性味甘平，為肝腎經要藥，是一種滋補肝腎的藥食兩用之品。春屬木，與肝關係甚為密切。春季選食枸杞粥，可以補肝腎不足，治虛勞陽痿、咳嗽久不能癒者（無外感者）。此外，由於本品有降低血糖和膽固醇、保護肝臟、促進肝細胞新生等作用，故有助於治療糖尿病、動脈粥樣硬化、慢性肝炎、夜盲症、營養不良、貧血等。

4. 胡蘿蔔粥

配方：胡蘿蔔350克，粳米100克。

做法：胡蘿蔔洗淨、切碎，加粳米，和水煮粥。

服法：分早、晚服食，或當作午後點心。

功效：胡蘿蔔含有豐富的胡蘿蔔素，人體攝入後，可轉變成維生素A，能保護眼睛和皮膚的健康。患有皮膚粗糙和夜盲症、乾眼症、小兒軟骨病的人，食之很有裨益。

按注：平素脾虛洩瀉者慎用本品。

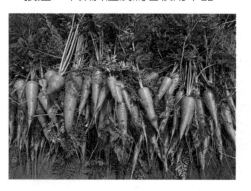

5. 菊花粥

配方：菊花50克，粳米100克。

做法：先將菊花煎湯，再將菊花湯與粳米同煮成粥。

服法：早、晚隨量食用。

功效：中藥菊花早為古代醫家所喜用，《神農本草經》中把它列為上品，其性味甘苦而涼，具有疏散風熱、宣通肺氣、平肝明目的作用。現代藥理研究發現，菊花中含有揮發性精油，故具芬香，也含膽鹼、維生素A、維生素B、胺基酸，還可增強毛細血管的抵抗力，並降低血壓。臨床上也有用以防治冠心病，

中老年人如能在春季吃些菊花粥，不僅可防治風熱頭痛、肝火目赤、眩暈耳鳴，而且久服還有使人肢體輕鬆，耳聰目明，提神醒腦效果。

6. 山藥粥

配方：乾山藥片45至60克（或鮮山藥100至200克），粳米100克。

做法：山藥洗淨切片，與粳米同煮粥。

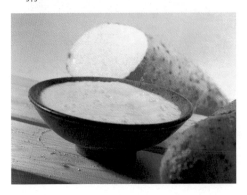

服法：作早、晚餐食用。

功效：山藥味甘平，是一種性質平和的滋補脾、肺、腎的食物，據近代醫學研究，山藥含有澱粉口、膽鹼、黏液質、糖蛋白和自由胺基酸、脂肪、碳水化合物、維生素C及碘、鈣、磷等。山藥中所含的澱粉口，是一種消化酵素，因為它能分解蛋白質和碳水化合物，所以有滋補效果。中老年人在春季裡經常食用山藥粥，補益頗多。

7. 首烏炒豬肝

配方：首烏液20毫升，鮮豬肝250克，乾木耳25克浸水泡開，青菜葉少許，紹酒、醋、鹽、太白粉、鮮湯、醬油、蔥、薑、蒜、油適量。

做法：首烏煎湯濃縮，取20毫升藥液備用，豬肝剔筋、洗淨、切片，蔥、薑、蒜洗淨，蔥薑切絲，蒜切片，青菜洗淨瀝乾。將豬肝片放入首烏汁內浸蘸（取一半首烏汁），加少許食鹽，放適量太白粉攪拌均勻，另把剩餘的首烏汁、醬油、紹酒、醋、和水太白粉、鮮湯等兌成汁。炒鍋置大火上燒熱入油，待油熱放入拌好的豬肝片滑透，用漏勺淋取餘油，鍋內剩少量油，下入蒜片、薑末略煸出香味，下豬肝、木耳爆炒數分鐘，將青菜葉入鍋翻炒數次，八成熟時倒入兌成的汁炒拌均勻，出鍋前把蔥絲下鍋，翻炒幾下，起鍋即成。

功效：此藥膳具有補肝腎、益精血、烏髮明目的功效。首烏既能保肝，又可降脂、降血壓；木耳有通利血脈之效，無病常吃也能健身益壽。

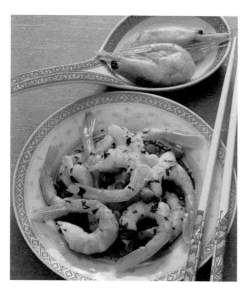

8. 蝦仁韭菜

　配方：蝦仁30克，韭菜250克，雞蛋1個，食鹽、醬油、太白粉、植物油、麻油各適量。

　做法：蝦仁洗淨、浸水，約20分鐘後撈出瀝乾水分待用。韭菜摘洗乾淨，切3公分長段備用。雞蛋打破盛入碗內，攪拌均勻，加入太白粉、麻油調成蛋糊，把蝦仁倒入拌勻待用。炒鍋燒熱倒入植物油，待油熱後下蝦仁翻炒，蛋糊凝住蝦仁後放入韭菜同炒，待韭菜炒熟，放食鹽、淋麻油，攪拌均勻起鍋即可。

　功效：此藥膳具有補腎陽、固腎氣、通乳汁之功效。因韭菜含有大量粗纖維，能刺激腸壁，增強蠕動，故這道菜也可作為便祕患者的膳食。

9. 珍珠三鮮湯

　配方：雞胸肉50克，豌豆50克，番茄1個，雞蛋1個，牛奶25克，太白粉25克，料酒、食鹽、味精、高湯、麻油適量。

　做法：雞肉剔筋、洗淨、剁成細泥。5克太白粉用牛奶攪拌。雞蛋打破，去蛋黃留蛋清。把這前述三樣放在一個碗內，攪成雞泥待用。番茄洗淨，開水滾燙過去皮，切成小丁。豌豆洗淨備用。炒鍋放在大火上倒入高湯，放鹽、料酒燒開後，下豌豆、番茄丁，等再次燒開後改小火，把雞肉泥用筷子或小勺撥成珍珠般大的圓形小丸子，下入鍋內，再把火開大。待湯煮沸，加入和水太白粉，燒開後將味精、麻油入鍋即成。

　功效：此藥膳具有溫中益氣，補精填髓，清熱除煩之功效。

10. 苦瓜排骨湯

　配方：苦瓜400克，排骨300克，枸杞15克，蔥、薑、鹽、味精、雞精、紹酒各適量。

　做法：苦瓜切塊；排骨切塊，汆水

待用。把排骨塊、苦瓜塊、枸杞、蔥、薑、鹽、味精、雞精、紹酒、清湯800克置入大碗中調勻，蒸30分鐘即可。

功效：具有降血壓、降血脂、保肝、養胃、解毒、美容等功效。

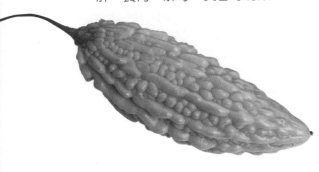

二、食物禁忌

豬肝忌與黃豆、豆腐同食（同食易發痼疾）；忌與魚肉同食（同食令人傷神）。

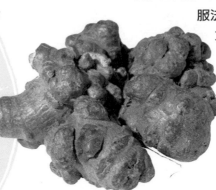

藥方

一、老人保健藥方

1.細辛散

配方：細辛3克，炙甘草1.5克，川芎3克。

做法：水煎熱呷，可常服。

功效：老人在春天多昏倦，可服之。

2.菊花散

配方：甘菊花、前胡、旋復花、芍藥、玄參、防風各30克。

做法：本方藥材共研為末。

服法：臨睡前，以米湯調服3至6克送下。

功效：老人春時熱毒氣上衝頸項、頭痛面腫及風熱眼澀，宜服。

3.延年散

配方：陳皮120克，甘草60克。

做法：本方藥材共研細末。

服法：每次5克。

功效：老人春時服，進食順氣。

4.黃耆散

配方：黃耆、川芎、防風各30克，甘草15克，白蒺藜3克，甘菊花1.5克共研為細末。

服法：每次服6克。

功效：治老人在春季時諸般眼疾發作，兼治口鼻生瘡。

二、感冒藥方

1. 竹葉湯

配方：竹葉12克，薄荷3克，杏仁10克，連翹10克。

服法：每日一劑，水煎分二次服。

功效：治風熱感冒，發熱重、怕冷輕、鼻塞、鼻涕黏稠、咽痛口乾、咯黃痰、頭脹痛。

2. 菊花飲

配方：野菊花30克，鮮桑葉30克，竹葉12克。

服法：每日一劑，水煎分二次服。

功效：治風熱感冒。

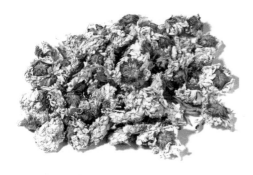

3. 青果蘿蔔茶

配方：鮮青果4個，鮮蘿蔔60克。

服法：鮮青果、鮮蘿蔔以水煎，代作茶飲。

功效：治上呼吸道感染、流行性感冒。

4. 蔥豉黃酒湯

配方：豆豉15克，蔥鬚30克，黃酒50毫升。

服法：豆豉加水1小碗，煎煮10分鐘，再加洗淨的蔥鬚，繼續煎煮5分鐘，然後加黃酒，出鍋。趁熱頓服。

功效：治感冒初起時屬於風寒型者。

5. 貫眾紫荊飲

配方：貫眾、紫蘇、荊芥各10克，甘草3克。

服法：上述藥材以水煎服，連服三天。

功效：預防及治療風熱感冒。

6. 薄荷紫蘇茶

配方：薄荷6克，紫蘇6克。

服法：以開水沖服，代茶飲。

功效：治感冒初起者。

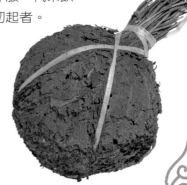

房事

春季到來，大地一派生機盎然，人們普遍感到心情舒暢，春心萌發，性生活也開始活躍、增多，這是適應春季生發之性的表現。然而，春季氣溫由寒轉暖，天時由陰轉陽，房事由少增多，尚需調攝，切不可任意放縱，耗傷自己的精氣。

新春佳節，是中國傳統婚嫁的吉日良辰，處處都有新婚之喜。新婚燕爾，性生活開始，在初嘗性歡悅之際，興奮而又激動，往往有新婚之期性交過頻的情況，有時也會發生新婚射精過快的現象。在新婚期性生活要掌握頻率和速度，適可而止，以免耗散精、氣、神，妨礙夫妻雙方身心。

對已婚夫妻而言，在春風吹拂、陽光和煦之期，由於性興奮的潛在萌發，有時會有「即興做愛」的要求，這是春心情感衝動所激發。諸如當妻子正在梳裝打扮或沐浴之時，丈夫會突然要求做愛，在感情融合的配偶中，此時常會熱忱地予以接受，使情感更加融洽和恩愛。但在情感基礎薄弱的夫婦中，常會有拒絕甚至更加反感的表現，使對方升發的情感急轉直

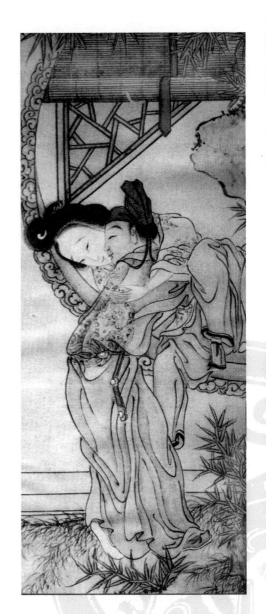

下，會對性興奮引起抑制，可由此引起性功能障礙。因此在中年夫妻中，

這種即興做愛不能單純依靠性慾，而是要立足於感情基礎上，被動的一方也應考慮到雙方的感情基礎，不能一味以自己的心情或事務而推諉，要盡量滿足對方。

老年夫妻在大地春回之際，同樣也會有性興奮，然而由於老年人生理功能的自然減退，在性慾衝動上可能跟著有所減退。性週期的各種反應，無論在速度上，還是在強度上，都有削弱，由此性興奮時間延長，故春季的老年人性慾萌動仍可保持夫婦間的性和諧。

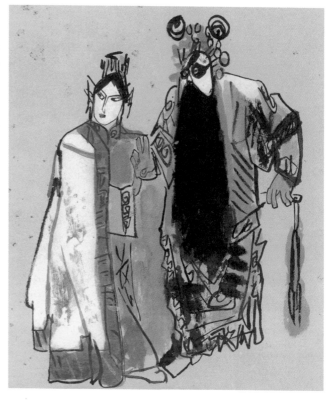

我國古代養生術中，極其重視房事與節氣的關係。認為人應當隨四季節氣的變化而控制性生活的頻率。《養性延命錄》中說：「春三日一施精，夏及秋一月再施精，冬常閉精勿施。夫天道，冬藏其陽，人能法之，故得長生。冬一施，當春百。」由此我們可以看出，古代養生家認為，一年四季中，春季應當是性交頻率最高的季節，但也告誡人們應該三日才能洩一次精，且要適度。按照我國的陰陽

八卦說法，立春時節剛剛進入已有三個陽的「三陽開泰」時期，時臨「泰」卦。從卦象上我們可以看出，卦上有三陰三陽，由此我們可以看出此時陽氣漸漸強盛，正處於即將強於陰氣的過度時期。所以人在生理上開始出現性慾的萌動，但此節氣中，還是應當適度為好，因陽氣還未強盛於陰氣。適度的性生活，有助於陽氣的發散、強壯，對人身體是有很大好處的。

不過，光是性生活適度，對身體

達到更好的養生保健仍是不夠，重要的是性生活還要有正確的方法。《子都經》上說：「施瀉之法，須當弱入強出（何謂弱入強出，納玉莖於琴弦麥齒之間，及洪大便出之，弱納之，是謂弱入強出。消息之，令滿八十動，則陽數備，即為妙也）。」此處所講的是告訴人們，性交時，要採用弱入強出的性交方法。即在性交時，男子要在性交結束後仍然保持陰莖的強壯。如何保持呢？上面已經說得很清楚了，「納玉莖於琴弦麥齒之間，及洪大便出之」是告訴我們性交要淺，在性交過程中陰莖極其強壯而快

要射精時便停止性交。「弱納之」是說待陰莖變軟時再進入進行性交，如此，在女性達到高潮後，男子便可保持「強出」。

此處要強調一點的是，古人所說的「春三日一施精」，指的是男子射精的意思，而不是告訴我們三天才可進行一次性生活。因為我國古代是一個多妻制的社會，如每交必洩，男子們恐怕吃不消。所以老子說：「弱入強出知生之術。強入弱出，良命乃卒，此之謂也。」

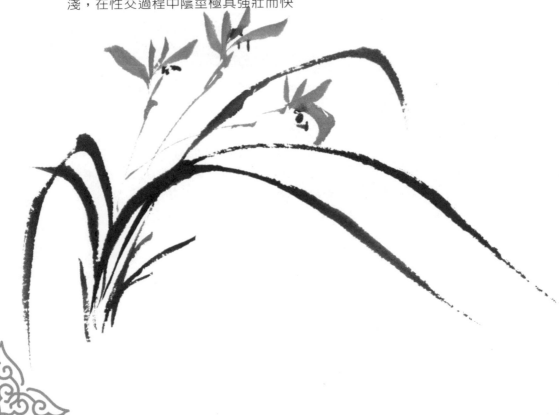

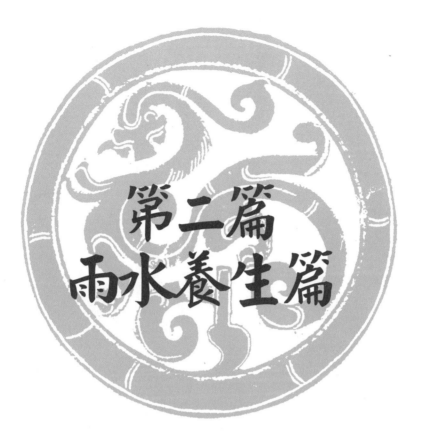

第二篇
雨水養生篇

【 節氣諺語 】

雨水連綿是豐年，
農夫不用力耕田。

雨水有雨莊稼好，
大春小春一片寶。

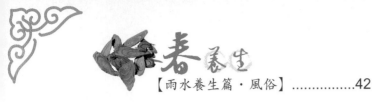

風俗

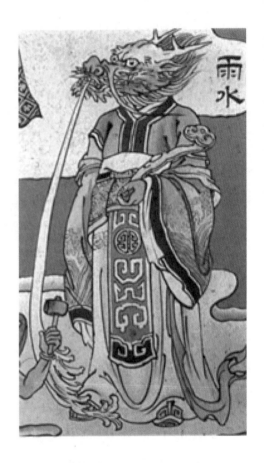

雨水時斗指壬，太陽黃經為330度，時值陽曆2月19日前後。這時春風遍吹，高山寒地的冰雪溶化，空氣溼潤，雨水增多，所以叫雨水。人們常說：「立春天漸暖，雨水送肥忙。」此時是適合播種的時節。

雨水節氣中的三候為：「一候獺祭魚；二候鴻雁來；三候草木萌動。」說明雨水節氣中，水獺開始捕魚了，將魚擺在岸邊如同先祭後食的樣子；五天過後，大雁開始從南方飛回北方；再過五天，在「潤物細無聲」的春雨中，草木隨地中陽氣的上騰而開始抽出嫩芽。從此，大地漸漸開始呈現出一派欣欣向榮的景象。

雨水前後有個重要的民俗節日，便是農曆正月十五的「元宵節」，這一天又稱為「上元節」，是上元天官大帝聖誕，系道家所奉的三官之一。而所謂的三官，即是天官、地官、水官又稱為「三界公」。天官大帝稱紫微大帝，傳說為堯帝所擔任；舜帝善於耕地墾荒，稱地官；禹帝善於治水，稱水官。舜帝與禹帝的聖誕分別在農曆七月十五與十月十五。

元宵節是新年的最後一個慶祝活動，元宵節又稱小過年，家家戶戶張燈結綵，烹煮元宵圓仔，先敬神祀祖，然後全家聚食，象徵闔家團圓，過了元宵，才算過完了年。元宵節也是喻示著春耕開始的一個節日，自古以來，百姓們高高興興地過完元宵節，便開始投入到繁忙的農耕中了。

　　由於元宵節從古至今都「張燈為戲」，如製作燈籠、提燈籠、燈會、猜燈謎等，所以也稱之為「燈節」。古代各廟宇在正月十五的前後三天，依照慣例要舉行燈謎晚會。燈謎均以謎語書條，貼在張掛的紙燈上，供人猜射，故亦稱作文虎或燈虎，意思是說猜謎如同射虎一樣。賞燈的古俗，曾使得門禁「放夜」，如宋代《事物紀原》說：「唐睿宗光天二年正月望，初弛門禁。玄宗天寶六年正月十八日，詔重門夜開，以達陽氣。朱梁開平中，詔開坊門三夜。……《僧史略》曰：太平興國六年，敕燃燈放夜為著令。」

　　有些地區在元宵節裡有「聽香」的特殊風俗：未婚女子為求姻緣，在這晚先向神前焚香禮拜，擲杯以卜聽香的方向，然後循著所卜得的方向尋去，偷聽路上行人所說的第一句話牢記在心，再回來請神明指示，擲杯以卜好壞，這就是俗語所說的「聽香卜佳婿」。未出嫁的姑娘在這天晚上還有到菜園偷蔥蒜的習俗，據傳說：「偷得蔥，嫁好尪。」又相傳閩南方言以燈與丁同音，所以凡是未育有子女的新婦，必須在花燈叢中穿梭，藉以祈求得子，也就是所謂的「穿燈求貴子」。

　　元宵節在古代還有祭門的風俗。據《荊楚歲時記》記載：「正月十五日，作豆糜，加油膏其上，以祠門戶。先以楊枝插門，隨楊枝所指，乃以酒脯飲食及三粥插箸而祭之。」用來祭祀門戶的豆粥，要加些油脂在上邊。門上插楊柳枝葉，枝條隨風飄動的方向，便被選為行祭祀之禮的方向。古人亦將祭門之俗，同祭蠶神聯繫起來。《荊楚歲時記》的注文中談到正月十五人們大祭蠶神，祭品是米粥表面撒上肉；並引《續齊諧記》說，神女曾在蠶農張成家裡顯形，並對張成說，正月十五用白米粥加些肉脂祭神，「當令君蠶桑阿倍」。張成照此祭祀神靈，年年養蠶獲豐收。

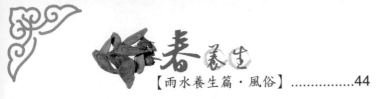

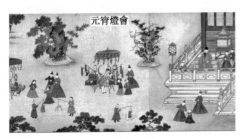

元宵燈會

在台灣，燈節期間另有些廣受民眾喜愛的風俗活動，如鹽水的放蜂炮、台東的炸寒單爺等，多是為了求財祈福謝神恩。相傳放蜂炮是為了感念關帝君賜福驅瘟疫，便燃放鞭炮、烽火以謝恩；寒單爺相傳是位怕冷的武財神，故民眾於祂出巡這天向祂扔爆竹，一方面為其驅寒，一方面也迎來財富。不過，此類活動都有鞭炮愈放愈發的說法，因此常有炸傷人的意外，讀者朋友若有興趣參加一定要當心。

正月十五過後，河南靈寶與山西夏縣一帶有貼金牛的風俗，家家黃紙剪金牛，貼在大門上。金牛貼門的風俗據說源於老子的故事，相傳老子騎牛來到函谷關，要出關，函谷關令尹喜請他留下著述，老子便寫《道德經》。就在這期間，函谷關一帶瘟疫流行。老子的牛吐出個大肉團，當地人把肉團抱回鄉里，瘟疫很快止息。原來，老子的坐騎是神牛，驅瘟鎮邪

不在話下。貼金牛是為了驅邪除病，所以在金牛下面黏著紙帶，紙上一般用硃砂寫著：「新春正月二十三，太上老君煉仙丹，家家門上貼金牛，一年四季保平安。」等字樣。民諺說：「正月二十三，老聃要上天，門上貼金牛，四季保平安。」

到了農曆二月初二，一般仍在雨水節氣的最後幾天中，民間傳說每逢此日是天上主管雲雨的龍王抬頭的日子，從此以後雨水會逐漸增多起來，因此這天就叫「春龍節」。在大陸北方廣泛流傳著「二月二，龍抬頭；大倉滿，小倉流」的民諺。每當春龍節到來，北方大部分地區在這天早晨家家戶戶打著燈籠到井邊或河邊挑水，回到家裡便點燈、燒香、上供，舊時人們把這種儀式叫做「引田龍」。這一天，人們還要吃麵條、炸油糕、爆玉米花，比作為「挑龍頭」、「吃龍膽」、「金豆開花，龍王升天，興雲布雨，五穀豐登」，以示吉慶。

春龍節的來源，在北方民間流傳著這樣一個神話故事。據說因為武則天當上了皇帝，惹惱了玉皇大帝，於是傳諭四海龍王，三年內不得向人間降雨。不久，司管天河的龍王聽著民

間的哭聲，看著餓死人的慘景，不禁動了惻隱之心，便違抗玉帝的旨意，為人間降了一場雨。玉帝知道後，把龍王打下凡間，壓在一座大山下，山上立碑：「龍王降雨犯天規，當受人間千秋罪；要想重登靈霄閣，除非金豆開花時。」人們為了拯救龍王，到處找開花的金豆。到了第二年二月初二，人們正在翻曬玉米種子時，想到這玉米就像金豆，炒一炒開了花，不就是金豆開花嗎？於是家家戶戶爆玉米花，並在院子裡設案焚香，供上開了花的「金豆」。龍王抬頭一看，知道百姓救祂，便大聲向玉帝喊到：「金豆開花了，快放我出去！」玉帝一看

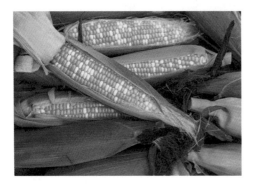

人間家家戶戶院裡金豆花開放，只好傳諭，詔龍王回到天庭，繼續給人間興雲布雨。從此，民間形成了習慣，每到二月初二這一天，人們就爆玉米花吃。

二月二龍抬頭之俗，早見於明劉侗、於奕正《帝京景物略·卷二春場》：「二月二日，曰龍抬頭，放元旦祭余餅，熏床炕，曰熏蟲兒，謂引龍，蟲不出也。」清代仍沿其俗。富察敦崇《燕京歲時記》：「二月二日，古之中和節也。今人呼為龍抬頭。是日食餅者謂之龍鱗餅，食麵者謂之龍鬚麵。閨中停止針線，恐傷龍目也。」龍是中國古代文化中地位顯赫的神物，是祥瑞之物，更是和風化雨的主宰。俗云「龍不抬頭天不雨」，龍抬頭意味著雲興雨作，而天地交泰、雲興雨作是萬物生育的條件。又因為古以為龍為鱗蟲之精，百蟲之長，龍出則百蟲伏藏。二月初正值春回大地、農事開始之時，又是百蟲出蟄、蠢蠢欲動之時，故民間有扶龍頭、引

青龍、剃龍頭之舉，又有食龍皮、龍鬚、龍子、龍鱗餅之俗，還有停針、忌磨等禁忌。

雨水節氣中的各種風俗，表達了古時人民祈求風調雨順、五穀豐登、體健身安、無病無災的美好願望。但從中我們也可以看出，古代人民在雨水漸多的「雨水」節氣裡，已經感到不單是進行農事的安排，還要注意瘟疫的發生，如貼金牛的風俗。至於舉國歡慶的元宵節，則可以說是大型的春季調養情志的養生活動，在進行農耕前先懷有一份喜悅的心情，確實是對農事、對身體都有好處的事情。

另外，在老北京的習俗中，人們總喜歡在農曆二月買「驢打滾」品嚐。驢打滾是一種糕餅名，用蒸熟的黃米（或糯米）揉成團，撒炒熟的黃豆粉，再加入紅豆餡心，捲成長條，撒上芝麻、桂花、白糖食用。由於清代經營食攤現製現售「驢打滾」時，隨製隨撒豆粉，猶如郊野毛驢就地打滾黏滿黃土似的，故得此詼諧之名。

其實在農曆二月中吃「驢打滾」這種食品是很有意思的，本來按照中醫五行學說，春季肝木旺，而胃土受肝木所克而死，不應當吃這種不好消化的食物，可是一年四季中春溫、夏熱、秋涼、冬寒，似乎春天吃這種食品還是恰當的，並且只要不吃多就沒關係，更何況此時人體內的陽氣已經盛於陰氣了呢？這種說法，也許有人會說是牽強附會，但只要想到中國的民俗是幾千年來的生活總結，並非是一時引發的時尚，便會相信其中還是有些根據性的。

【編按：在古代，基於治安考量多施行夜禁，至唐以後，京城會在農曆正月十五前後解禁，讓百姓參與賞燈、廟會等慶典活動，稱作「放夜」。】

起居

雨水不僅表徵降雨的開始，而且表示雨量開始增多。雨水之前的天氣相對比較寒冷；雨水後，我們可以明顯地感到春天的腳步越來越清楚，芬芳的花香，沁人的氣息激勵著身心。

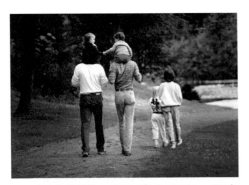

雨水季節，天氣變化不定，是全年寒潮過程出現最多的時節之一，這種變化無常的天氣，很容易引起人的情緒波動，及至心神不安，影響人的身心健康，對高血壓、心臟病、哮喘患者更是不利。為了消除這些不利的因素，除了繼續進行春捂之外，應積極採取精神的調攝養生，保持情緒的穩定對身心健康有著重要的作用。

《少有經》上說：「少思、少念、少慾、少事、少語、少笑、少愁、少樂、少喜、少怒、少好、少惡，行此十二少，養生之都契也。多思則神殆，多念則志散，多慾則損志，多事則形疲，多語則氣爭，多笑則傷臟，多愁則心懾，多樂則意溢，多喜則忘錯亂，多怒則百脈不定，多好則專迷不治，多惡則憔煎無歡，此十二多不除，喪生之本也。無多者，幾乎真人。大計奢懶者壽，慳勤者夭，放散

劬吝之異也。田夫壽，膏粱夭，嗜慾少多之驗也。處士少疾，遊子多患，事務繁簡之殊也。故俗人競利，道士罕營。胡昭曰：目不欲視不正之色，耳不欲聽醜穢之言，鼻不欲向膻腥之氣，口不欲嘗毒辣之味，心不欲謀欺詐之事，此辱神損壽。又居常而歎息，晨夜而吟嘯，干正來邪也。夫常人不得無慾，又復不得無事，但當和心少念，靜身損慮，先去亂神犯性，此則嗇神之一術也。」經中告訴我們養生保健中要做到「少思、少念、少慾、少事、少語、少笑、少愁、少樂、少喜、少怒、少好、少惡」才是關鍵。其中說「多笑則傷臟」，指的就是肝臟，所以說，春天保持樂觀的精神狀態是對的，但是卻不能使志過於喜樂，心存淡泊才是養生的關鍵。

雨水時節，天氣變化無常，經常會有陰天，並且會有嚴重的「倒春寒」現象，俗語說「春寒凍死牛」，其實一點也不誇張。因為春天隨著天氣的變暖，人的毛孔開始擴張，當冷空氣突然來臨，極易使人患病。在這種惡劣的天氣中，我們要保持平和的心情，對身體的健康及疾病的康復是極其有益的。養生修煉中的精神調攝是極重要的一環，我國歷代養生家都

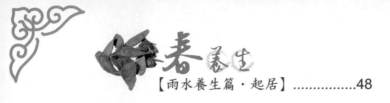

對此極為重視。張湛在《養生集敘》中說：「養生大要，一曰嗇神，二曰愛氣，三曰養形，四曰導引，五曰言語，六曰飲食，七曰房室，八曰反俗，九曰醫藥，十曰禁忌。過此已往，義可備焉。」由此可見，對精神的保養與調攝是應當放在養生修煉的首位的。

在春季，人的肝氣旺盛而升發，使人顯得精神煥發。但是，人的肝氣升發太過，就會出現面紅目赤、煩躁不安、四肢抽動等現象。因此，春季的調養，重在調肝。調養肝臟，首先應調神，因為肝氣升發太過與肝氣鬱結都與人的情緒有著密切的關係。人因精神煥發，過於勞累不加節制，會使肝氣升發過甚；人因陰雨連綿，心情不快，也會使肝氣鬱而不升發，由此導致心臟病、高血壓的患者病情加重，或引發舊病等。如是，靜心養性，求得性平氣和，使肝氣有升有節，是有益而無害的。

至於「春捂」，指的是不要突然減衣的意思。但古人並不認為穿得多會對身體有好處，恰恰相反，卻認為「重衣厚褥，體不勞苦，以致風寒之疾。」告訴人們，穿得太多，蓋得

太厚，身體不運動，使人機體免疫能力下降，才會使風寒入侵人虛弱的體內，最終形成疾病。

《養性延命錄》中說：「重衣厚褥，體不勞苦，以致風寒之疾。厚味脯臘，醉飽厭飫，以致聚結之病。美色妖麗，嬪妾盈房，以致虛損之禍。淫聲哀音，怡心悅耳，以致荒耽之惑。馳騁遊觀，弋獵原野，以致發狂之失。謀得戰勝，兼弱取亂，以致驕逸之敗。蓋聖賢或失其理也。然養生之具，譬猶水火，不可失適，反為害耳。」告誡人們疾病往往是由於每天被世俗所累、為情慾所動，而導致身體空虛所致。古人認為人在身體虛弱的時候便是有病了，只不過因風寒暑溼等氣候變化而使病症明顯地顯現出來了。如《養性延命錄》中說：「人不知道，逕服藥損傷，血氣不足，肉理空疏，髓腦不實，內已先病，故為針物所犯，風寒酒色，以發之耳。若本充實，豈有病乎！」此種論斷，確為對養生的精闢論述。

因冬季的寒冷，不少人皮裘厚棉，圍爐向火，熱飲溫食，辛辣冒汗致體內鬱火或痰熱蓄積。入春後，鬱熱外散，人感不適，加之春風送暖，

致病菌邪毒易隨風傳播，故
春季傳染病（中醫稱之為春
瘟）常易暴發流行，如流行
性感冒、流行性腦膜炎、腮
腺炎、肺炎、麻疹等呼吸系
統傳染病的發病率常遠超過
其他季節。

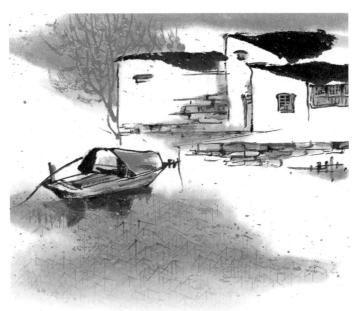

　　某些中老年人中風、心
肌梗塞等心腦血管病，或潰
瘍病、腰腿痠痛、癌、精神
病等因氣候的變化也多可使
病情惡化或加重。輕者頭昏、咳嗽、
痰多、胸悶不適、四肢痠痛，甚則寒
熱往來、頭痛如裂、神志不清，重者
則危及生命。故早春應特別注意及時
清除冬天的積熱，預防傷風外感的發
生。

　　另外，由於關節炎患者往往受到
寒冷刺激而發病，特別是曾經骨折
或有外傷史的患者更應引起注意。雨
水時節氣候多變，關節組織往往隨氣
候改變而收縮和鬆弛，容易造成關節
痠痛，患者要注意保暖，適當按摩患
部，加強局部血流暢通。

　　由於雨水時節，人體血液循環系
統開始處於旺盛時期，故易發生高

血壓、痔瘡出血、女性月經失調等疾
病。這個時期也是草木生長發芽期，
生物激素正處於高峰期，因此易發生
皮膚病、花粉症等過敏性疾病，對此
也應當引起高度的重視。

　　在春季，肝旺而脾弱，脾弱又使
得脾胃的運輸、消化功能受影響，
如精神抑鬱、腹脹、腹痛等。由此，
春季的養脾健脾很重要。養脾也要靜
心，以精神的調攝為主。第一，心平
氣和，使肝氣不橫逆，使脾胃安寧，
讓脾胃的運作功能正常，以達到健脾
的目的；第二，靜心養氣，既不會擾
亂心血，也不會損耗心氣，使心氣充
和，進而滋養脾臟，養脾得以健胃。
對於春天的天氣多變，一定要保持心

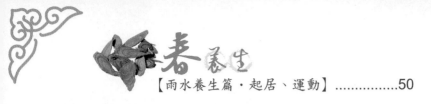
境的平和，只有情志相適，加上飲食的調養，健脾的功效才會非常顯著。

中醫認為，脾胃為「後天之本」、「氣血生化之源」，脾胃的強弱是決定人之壽夭的重要因素。明代醫家張景岳認為：「土氣為萬物之源，胃氣為養生之主。胃強則強，胃弱則弱，有胃則生，無胃則死，是以養生家必當以脾胃為先。」（在五行與五臟的關係中，五行中的土對應於五臟中的脾。）可見，從調養脾胃為出發點進行養生，也是中國養生修煉的一個重要法門。

中醫學稱脾胃為「水穀之海」，有益氣、化生、營血之功。人體機能活動的物質基礎，營衛、氣血、津液、精髓等，都化生於脾胃，脾胃健旺，化源充足，臟腑功能才能強盛；脾胃又是氣機升降運動

的樞紐，脾胃協調，可促進和調節機體新陳代謝，保證生命活動的協調平衡。而人身元氣是健康之本，脾胃則是元氣之本。元代著名醫家李東垣提出「脾胃傷則元氣衰，元氣衰則人折壽」的觀點。在他的《脾胃論》中：「真氣又名元氣，乃先身生之精氣，非胃氣不能滋。」並指出：「內傷脾胃，百病叢生。」說明脾胃虛弱是滋生百病的主要原因。

綜上所述，雨水節氣的養生重點是：
◎攝養精神。
◎繼續進行春捂防春寒，並防止風溼。
◎做適當的體育運動，提高身體免疫力。
◎適當對脾胃進行補益。

俗話說：「春困秋乏」，特別是在春日的下午，人們工作學習時間長了，就感到特別疲乏。這時候伸個懶腰，就會馬上覺得全身舒展，精神爽快，十分自在。即使在不疲勞的時候，有意識的伸幾個懶腰，也會覺得舒適。

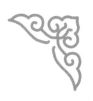

伸懶腰時，可使人體的胸腔器官對心、肺擠壓，利於心臟的充分運動，使更多的氧氣能供給各個組織器官。同時，由於上肢、上體的活動，能使更多的含氧的血液供給大腦，使人頓時感到清醒舒適。

人體解剖學、生理學告訴我們，人腦的重量雖然只占全身體重的五十分之一，而腦的耗氧量卻占全身耗氧量的四分之一。人類由於直立行走等因素，身體上部和大腦較易缺乏充分的血液和氧氣的供應。久坐不動，加上大量用腦工作容易引起大腦缺血、缺氧症狀，頭昏眼花、腿麻腰痠，導致工作效率降低。所以經常伸伸懶腰、活動活動四肢，對恢復疲勞是絕對有好處的。

伸懶腰可以說是春季最簡單有效的養生功法。每天早晨剛睡醒，在床上伸個懶腰，會使人感到渾身輕鬆，睡意頓消；工作勞累時伸個懶腰，會使人立刻恢復精力。動作簡單，功效顯著，希望您別小看它，日常起居中要養成常伸懶腰的好習慣。

【編按：倒春寒是指入春後所遭逢的寒流。營衛是營氣與衛氣的合稱，營氣運行於脈中，為營養身體之用，衛氣運行於脈外，為保衛身體之用。】

❀ 運動 ❀

雨水時節，人們除了可以進行前面提到的運動外，還可以選擇以下幾種針對雨水節氣的功法進行修煉。

一、雨水正月中坐功

《遵生八箋》中原文：「運主厥陰初氣，時配三焦手少陽相火。坐功：每日子丑時，迭手按口，拗勁轉身右偏引，各三五度，叩齒，吐納，漱咽。治病：三焦經絡留滯邪毒，嗌乾及腫，噦，喉痺，耳聾，汗出，目銳眥痛，頰痛，諸侯悉治。」

本法以「雨水」命名，正是根據這一時令特點而特定的氣功鍛鍊方法，適宜於雨水時節鍛

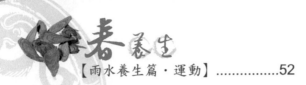
鍊。文中所說的手少陽三焦經，起於無名指尺側端，上手腕，經前臂外側中線，過肘，上肩，向前行入缺盆，布膻中，散絡心包，過膈膜，依次屬上中下三焦。其分支從膻中分出，上行出缺盆，至肩上頂，沿耳前後直上耳上角，前行經額至目眶下。其經另有一支脈從耳後分出，進入耳中，出走耳前，至目眥處。練功時配合此經脈才會達到很好的療效。

適應病症：對人們在雨水節氣中出現的耳聾、咽喉腫痛、目痛、頰部痛、耳後痛、肩及前臂痛、汗出、上肢肌肉拘攣以及心慌、煩躁不安、胸脅滿悶、甲狀腺腫大等病症有很好的療效。

具體方法：應該於每天夜十一時至凌晨三時進行修煉，自然盤坐，週身肌肉放鬆，兩手握拳，彎肘上提平胸。調息用意念引氣運行於手少陽三焦經脈絡，練功時，兩肘後引，縮頸含肩，頭部緩慢向左移轉，吸氣；頭復正後，兩手前伸，收下顎，提耳根，頭部緩慢向右移轉，呼氣。如此反覆各15次。練畢，叩齒、漱口、嚥津、伸腿踢足，起立後

自然散步。這些功法都有相應的防病健體功效。（注意：一定要配合調息運氣於經絡中進行修煉，效果才會顯著。）

【編按：缺盆位於鎖骨上緣中間凹陷處。膻中穴位於前胸兩側乳頭連線的正中處。】

二、劃圓功

適應病症：慢性腸胃疾病、糖尿病、關節炎、腰腿痛。由於此功法對內臟的廣泛按摩作用，使機體免疫功能增強，可防治各種免疫性疾病，可減肥健美，男性可刺激睪丸分泌。

具體方法：並腿站立，兩臂自然垂下，兩掌心貼近股骨外側，手中指尖緊貼風市穴，頭頂正直，舌頂上顎，體重平均在兩腳，摒除雜念，使身心達到平靜輕鬆的狀態。然後兩眼平視，鬆肩垂肘，兩臂左右展開，向前上劃弧，至胸前兩掌相合，兩手心勞宮穴相貼，但勿用力，意念兩掌心，

兩掌向左前上圍繞頭部劃第一個圓弧。視線要始終注視手掌運動方向，在兩掌向左側運動時，腰胯要向相反方向右側拗動；兩掌轉到身體右側時，腰胯盡量向左，運動當中手掌與腰胯的運動方向始終相反。頭部第一個圓弧劃完後，兩掌回到胸前，屈膝蹲身，兩掌繼續向左繞膝劃第二個圓弧。劃完膝部第二個圓弧後，腿也隨著直起，兩掌經小腹前繞胸部劃第三個圓弧，劃完兩臂伸直停在小腹前。左掌翻轉向上，左肘曲向左後，兩掌向左劃第四個圓弧高度在左胯上方，右前臂緊貼左肘。然後兩大拇指轉向上，轉腰兩掌回到中間。右掌翻轉向上，右肘曲向右後，兩掌向右劃第五個圓弧，高度在右胯上方，左前臂緊貼右肋。然後兩大拇指轉向上，轉腰兩掌回到身體前面，兩臂向前伸直，兩掌向上至頭頂沿面前下降，劃第六個圓弧，合掌當胸，停於胸前。收功時依次小手指分開，無名指分開，中指分開，食指分開，大拇指分開，鬆肩垂肘，兩手自然落於身體兩側。此式反覆做6遍。

【編按：風市穴位於大腿外側中線上。勞宮穴在手掌中央。】

三、摸膝動功

適應病症：可增強脊神經的功能，中樞神經包括腦神經和脊神經。腦神經有12對，脊神經有31對（包括頸脊椎神經8對，胸脊椎神經12對，腰脊椎神經5對，薦脊椎神經5對，尾骨脊椎神經1對）。脊神經可以支配軀幹及四肢，全身大部分骨骼肌的運動，及大部分內臟的活動，脊神經後根可增強感覺傳導，活躍內臟和軀幹功能。對頸椎病、腰肌勞損、腰背疼痛有特效。

具體方法：開腳站立，兩腳距離與肩同寬，兩臂鬆垂，掌心貼近股骨外側，手中指尖緊貼風市穴。頭頂正直，舌頂上顎，體重平均在兩腳，摒除雜念，使身心達到平靜輕鬆的狀態。兩眼平視，兩掌轉至兩大腿前面，含胸實腹，屈膝蹲身，後溜臀部，頭向前微低，兩掌心摸到膝蓋為止。身體慢慢直立，挺胸仰頭使脊椎向後彎。從蹲身、手摸膝蓋、低頭，到直身、挺胸、仰頭為一次，共坐36次。

四、降壓功

適應病症：此功法對高血壓病有

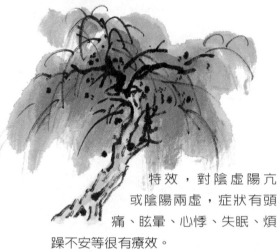

特效，對陰虛陽亢或陰陽兩虛，症狀有頭痛、眩暈、心悸、失眠、煩躁不安等很有療效。

具體方法：分成兩種練習方法。

◎開腳站立，兩腳距離與肩同寬，兩臂鬆垂，掌心貼近股骨外側，手中指尖緊貼風市穴。頭頂正直，舌頂上顎，體重平均在兩腳，摒除雜念，使身心達到平靜輕鬆的狀態。兩眼輕輕閉起來，兩臂鬆垂，手心向上兩中指相接觸，置於小腹前，意想此時正在下牛毛細雨，雨水由頭頂、臉部、前胸、後背慢慢下流，此時應感到全身涼爽舒適，每次站10到20分鐘，意念一想到雨停，兩手自然下落於兩腿旁即收功。

◎並腿站立，兩臂自然垂下，兩掌心貼近股骨外側，手中指尖緊貼風市穴。頭頂正直，舌頂上顎，體重平均在兩腳，摒除雜念，使身心達到平靜輕鬆的狀態。兩手放在大腿外側，臂微曲，手心向下，手指朝前，兩手在大腿外距離10公分左右，兩眼輕閉，意想兩手心勞宮穴兩腳心湧泉穴相合。每次做20分鐘。

五、養脾健胃功

適應病症：對胃炎、胃神經痛、消化不良療效顯著。

具體方法：自然站立，雙腳分開與肩同寬，雙臂自然下垂，掌心朝內側，中指指尖緊貼風市穴，拔頂，舌抵上顎，提肛，淨除心中雜念。全身放鬆，左手抬至胸前，手心向內，指尖向右，合谷張開放平，右手無名指、小指、大拇指回曲，食指、中指伸直成劍指，指尖朝下，沿大拇指尖、合谷、食指劃弧，距離3至5公分，劃108圈。再換成右手放置胸前，左手食指、中指成劍指，其餘手指彎曲，在右手合谷上劃108圈。每天劃2至3次，或在胃不舒服時劃，即可止痛和減輕症狀。

【編按：合谷位於手部虎口處。】

六、閉氣發汗功

適應病症：治療感冒，療效極為顯著。

具體方法：端坐於椅子上，兩腳分開與肩同寬，大腿與小腿呈90度角，軀幹伸直，全身放鬆，下頜向內微收。排除心中雜念，雙眼輕閉，用鼻子做深長勻細之吸氣，吸滿後閉氣，盡量閉到最大限度，再慢慢的呼出，呼吸次數以出汗為度。

飲食

安身之本，必資於食，不知食之宜忌者，必有病災。我國古代養生家十分重視飲食養生，在一系列養生專著中，所陳述的八項飲食養生原則是人們必須知道的：

◎飲食有節，忌暴飲暴食。
◎食宜清淡，忌膏梁厚味。
◎不可偏嗜，多食五穀雜糧。
◎不勉強進食。不渴，強飲則胃脹；不饑，強食則脾勞。
◎怒後勿進食。古人常說食後不怒，怒後不食。
◎飲食不可過冷過熱。過冷傷胃氣，過熱灼內膜。

◎食後不要做劇烈運動。
◎注意食後養生。

食後養生包括：
◎食畢漱口。
◎食後叩齒，三十六津令滿口。
◎食後環臍摩腹三十六次。
◎食後要進行散步消食。
◎食後要遠視三分種。

雨水節氣中，由於降雨機率增多，地溼之氣漸升，並且早晨會有霧氣、飄露出現，所以針對其獨特的氣候特點，飲食調養應當側重於調養脾胃和去除風溼。又由於此時天氣依然寒冷，並且按照中國的陰陽八卦理論此節氣屬陰，陰具有收斂的性質，所以在這個特定的季節裡，還是可以適當進補的，只不過要輕補，如蜂蜜、大棗、山藥、銀耳、沙參等都是很

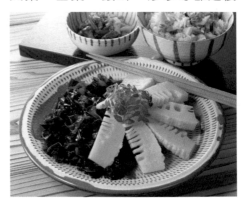

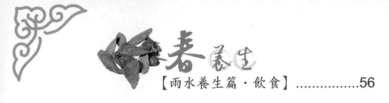
適合這一節氣的補品。在這個時候如有意識地喝點銀耳核桃粥（取銀耳15克、核桃仁15克、小米適量、枸杞30克，同煮為粥），對潤和脾胃也大有益處。

不少養生家贊成春天多用大棗，因此物性平味甘，含有大量的蛋白質、糖、有機酸、維生素B、維生素C及黏液質等，是補脾和胃的佳品。老年人身體衰弱，孩童及脾胃素弱的人，春季宜經常服用大棗羹、焦棗茶，常可達到健脾生津、補中益氣的效用。諺語說：「一日吃三棗，終生不顯老。」這一養生之談是可信的。其他如蜂蜜，因其也是性味甘平，營養成分豐富而全面，有補脾益氣，健中止痛的功效，對因脾胃氣虛引起的腹部隱痛、大便乾結多有良好效果，且可常服。

養生家多認為，春季不宜多服補藥、補品，只要平時能注意調節飲食即可。唐代養生學家孫思邈在《千金方》中說：「春七十二日，省酸增甘，以養脾氣。」五行中肝屬木，味為酸，脾屬土，味為甘，木勝土。所以，春季飲食應少吃酸味，多吃甜味，以養脾臟之氣。可選擇韭菜、香椿、百合、豌豆苗、茼蒿、薺菜、春筍、山藥、藕、芋頭、蘿蔔、荸薺、甘蔗等。又由於此節氣氣候溫潤，所以也應當食用一些辛辣的食物以發散風寒與溼氣。在此節氣裡適當飲酒也是有益於健康的，當然，要適當，不能過量。

由於雨水節氣中也是多風的日子，所以常會出現皮膚口舌乾燥、嘴唇乾裂等現象，所以應當多吃新鮮蔬菜、多汁水果以補充人體水分。由於春季為萬物生發之始，陽氣發越之季，應少食油膩之物，以免助陽外洩，否則肝木生發太過，則克傷脾土。

《千金月令》中提到「正月宜食粥」確實很有道理，因為粥是易消化的食物，配合一些藥物而成的藥

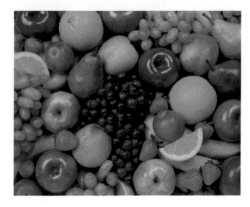

粥，對身體很有滋補作用，並且正月裡肝旺而脾胃虛弱，採用食粥的方法對脾胃進行滋補，確實很高明。書中介紹的一些藥粥方也很有實用價值，大部分很適用於雨水節氣食用，如書中說：「正月宜食粥，……一曰地黃粥，以補腎。（鮮地黃150克，搗汁備用，粳米50克洗淨，冰糖適量，同入鍋中加適量水，煮成粥後，將鮮地黃汁倒入粥內，文火煮20分鐘即好。）二曰防風粥，用以祛四肢之風。取防風一份，煎湯去汁煮粥。三曰紫蘇粥，取紫蘇一份，炒至微黃，略有香氣時，煎汁煮粥。」這三種藥粥很適合雨水這段日子食用。故此，我們也選擇了一些適於本節氣的藥粥及飲品方記錄於下。

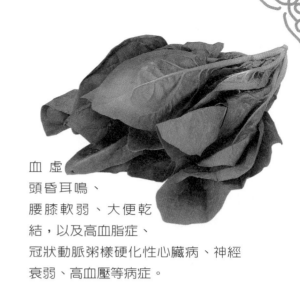

一、食療方

1.仙人粥

配方：制何首烏30至60克，粳米100克，紅棗3至5枚，紅糖適量。

做法：將制首烏煎取濃汁、去渣，與粳米、紅棗同入砂鍋內煮粥，粥將成時，放入紅糖或冰糖少許以調味，再煮一會兒，至沸騰即可。

功效：此粥有補氣血、益肝腎之功效。適用於肝腎虧損、鬚髮早白、血虛、頭昏耳鳴、腰膝軟弱、大便乾結，以及高血脂症、冠狀動脈粥樣硬化性心臟病、神經衰弱、高血壓等病症。

2.菠菜粥

配方：菠菜250克，粳米250克，食鹽、味精適量。

做法：將菠菜洗淨，在沸水中燙一下，切段。粳米淘淨，放入鍋內，加水適量，煎至粳米熟時，將菠菜放入鍋中，繼續煎熬成粥時停火。然後放入食鹽、味精調味，即可食用。

功效：本方有養血潤燥之功效。適用於貧血、大便祕結及高血壓等症。

3.枸杞葉粥

配方：枸杞葉250克，粳米150克，五味子、蔥白、豆豉汁各適量。

做法：枸杞葉洗淨，切細。將粳米和豆豉汁拌和，共煮成粥。五味子研粉，與蔥、粥調和後食用。

功效：此方有滋補腎陰的功效。適用於五勞七傷所致的體倦乏力、房事衰弱等症。

4. 銀耳粥

配方：銀耳3克，大米50至100克，冰糖（或白糖）適量。

做法：洗好銀耳，淘洗乾淨大米，放入鍋內同煮粥，熟時加入冰糖（或白糖），每天食用一次。

功效：此方具有滋陰補腎之功效。適用於自汗盜汗、遺精腰痛、婦女帶下等症。

5. 山藥粥

配方：山藥25克，芡實25克，苡米100克。

做法：洗淨山藥，切塊。加入苡米、芡實、水適量，共煮為粥，熟後即可食。

功效：此方有補腎固精、健脾和胃的功效。適用於脾腎陽虛的夢遺滑精、便溏乏力、面色萎黃等症。

6. 麻仁蘇子粥

配方：紫蘇子50克，火麻仁50克，粳米250克。

做法：將紫蘇子和火麻仁反覆淘洗，除去泥沙，再烘乾水氣，打成極細的末，倒入約200毫升的溫水，用力攪拌均勻，然後靜置待粗粒下沉時，潷去上層藥汁待用。然後粳米淘洗乾淨後下入鍋內，摻入藥汁（如汁不夠可再加清水），置中火上煮熬成粥。分兩次服食。

功效：本方火麻仁、紫蘇子同用，具有潤腸通便、下氣寬腸之功效。草藥與米煮粥，藥性中和，食之易化，且能益胃氣、養胃陰。用於老年津虧便祕或大便不爽，確有較好療效。本方亦可供產後便祕、習慣性便祕者食用。

7. 蒲公英粥

配方：蒲公英40至60克（鮮者60至90克），粳米50至100克。

做法：取乾蒲公英或新鮮蒲公英帶根的全草60至90克，洗淨，切碎，煎取藥汁，去渣。入粳米同煮為稀粥。

功效：此方具有清熱解毒、消腫散結之功效。適用於急性乳腺炎、乳口腫痛、急性扁桃腺炎、療瘡熱

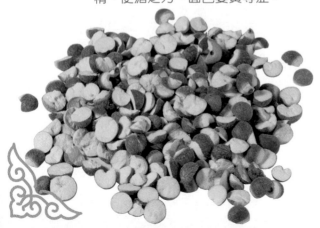

毒、尿路感染、傳染性肝炎、膽囊炎、上呼吸道感染、急性結膜炎等症。

8.鯉魚湯

配方：蓽茇5克，鮮鯉魚1000克，川椒15克，生薑、香菜、蔥、料酒、味精、醋各適量。

做法：首先將鮮鯉魚去鱗、鰓，剖腹去內臟，洗淨切成3公分小塊，將蔥、薑洗淨，用力拍碎。然後將蓽茇、鯉魚、蔥、生薑放入鍋內，加水適量，置武火上燒開，移文火上燉熬約40分鐘。最後加入香菜、料酒、味精、醋即成。

功效：此方具有利水、消腫的功效。適用於各種水腫，尤其對於脾虛水腫甚宜。

9.菊槐綠茶飲

配方：潔淨的菊花、槐花、綠茶各5克。

做法：上述配方放入瓷杯，用滾開水沖泡，加蓋後浸泡10分鐘，不時代茶飲用。

功效：可清熱去火。

10.竹葉粥

配方：取竹葉50片（洗淨）、石膏

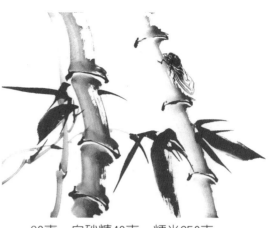

90克、白砂糖40克、粳米250克。

做法：先用3大碗涼水微火先煎竹葉、石膏至剩2碗水時停下，待稍涼後濾去渣滓，待片刻，再用上部澄清液煮粥。粥熟後加入適量砂糖，即可服用。

功效：此粥可預防春瘟。

二、忌食食物

正月忌食羊肉，不得生食蔥蒜，花生宜煮不宜炒。

藥方

一、腮腺炎中醫辨證分型治療

1.溫毒在表型

配方：銀翹散加減。金銀花12克，連翹9克，桔梗9克，牛蒡子9克，薄荷6克，板藍根15克，夏枯草9克，

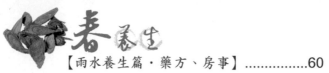

丹參15克，黃芩9克。

做法：水煎服，每日1劑。

功效：治惡寒發熱、頭痛腮脹、舌紅苔薄黃、脈浮數。

2. 膽熱犯胃，氣血壅滯型

配方：普濟消毒飲加減。柴胡6克，升麻9克，連翹12克，薄荷6克，殭蠶9克，牛蒡子9克，板藍根15克，馬勃9克，黃芩12克，桔梗9克，丹參15克。

做法：水煎服，每日1劑。

功效：治壯熱煩渴、腮腫拒按、心煩噁心、便乾尿赤、舌紅苔黃、脈滑數或弦數或洪數。

3. 餘毒未清，腮腫尚存

配方：消瘰丸加減。夏枯草12克，玄參9克，全瓜蔞12克，浙貝母12克，牡蠣12克，板藍根15克，大青葉9克，王不留行12克。

做法：水煎服，每日1劑。

功效：用於熱退腮腫漸消時，或睪丸腫痛、舌紅苔黃而乾。

4. 氣血虧損，痰瘀阻留

配方：菖蒲6克，鬱金6克，丹參12克，茯苓9克，地龍6克，膽南星3克，葛根6克，黃耆12克，白朮9

克。

做法：水煎服，每日1劑。

功效：治熱退神呆、痰鳴涎垂、肢體活動不靈、舌淡紅或紫暗、體胖苔潤、脈細澀。

5. 邪退正虛，氣陰兩虛

配方：沙參6克，麥冬9克，茯苓9克，白朮6克，太子參6克，炒麥芽9克，神曲6克，炒山楂6克，甘草3克。

做法：水煎服，每日1劑。

功效：治頭暈心煩、納呆睏倦、舌紅少津、苔薄黃而乾、脈細數。

二、痔瘡

1. 紅糖荸薺湯

配方：荸薺500克，紅糖150克。

做法：荸薺洗淨，加紅糖和水煮沸1小時，每日服1次，連服3天。

功效：治痔瘡出血。

2. 香椿條

配方：鮮香椿葉250克，麵粉適量。

做法：將鮮香椿葉洗淨切碎，調麵糊和食鹽。入油鍋內，成條索狀，炸焦黃後撈出。適量食用。

功效：治痔瘡。

3.青果蜂蜜方

配方：青果核、蜂蜜各30克。

做法：將青果核段成炭研末，蜂蜜調服。每日1劑，早晚分服。同時，以少許外搽患處。

功效：治混合痔。

三、月經不調

1.羊腎棗酒

配方：羊腎、黑棗適量。

做法：羊腎配黑棗浸酒一個月後，每次取15毫升酒飲用，每日二次。

功效：治月經不調、遺尿。

2.文蛤方

配方：文蛤30克，蔥、薑適量。

做法：文蛤加蔥、薑煮熟食之。

功效：治月經不調。

3.生薑豆腐肉

配方：豆腐250克，羊肉60克，生薑15克。

做法：將豆

腐、羊肉和生薑加鹽等調料者熟食用。長期食用。

功效：治月經不調。

❦ 房事 ❧

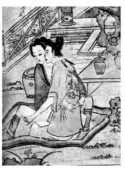

雨水節氣中風雨多變，寒溫反覆，並且天氣潮溼，所以房事應慎重。古代有一些性交姿勢，據說有去除體內風溼之功效，似乎很適合雨水節氣中使用，其實只是將一些氣功中的導引方法牽強於性交姿勢上，有些不倫不類，故此本書不對此無稽之談作介紹。由於此節氣中氣候變化無常，所以行房事時要注意不要受涼風，並且不要過於頻繁地進行性生活導至身體虛弱，而無法抵禦「倒春寒」對身體造成的侵害。

我國古代養生術中很重視房事與氣候及自然現象的關係，如《養性延命錄》中說：「消息之情，不可不知也。又須當避大寒，大熱，大雨，大雪，日月蝕，地動，雷震，此

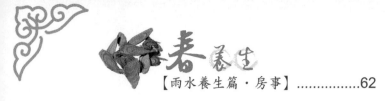
是天忌也。醉飽，喜怒憂愁，悲哀恐懼，此人忌也。山川神祇，社會稷井灶之處，此為地忌也。既避此三忌，又有吉日，春甲乙，夏丙丁，秋庚辛，冬壬癸，四季之月戊已，皆王相之日也。宜用嘉會，令人長生，有子必壽。其犯此忌，既致疾，生子亦凶夭短命。」初看這些文字，我們會感到這不過是迷信而已。仔細一想，卻發現很有道理，因為自然界的變化，尤其是一些不常見的自然現象，對人體的生理與情緒都會有很大影響，而夫妻之間美滿的性生活，卻需要一個溫馨安靜的環境和雙方恬靜溫和的情緒，房事時雙方情緒過於激動、緊張或鬱悶、煩躁或恐懼、不安，不但會影響房事質量，而且會給身心帶來疾病。所以，我們不得不驚服古人在房事研究的成就，竟然在幾千年以前，便已經明白自然現象、氣候與人的情緒對房事的影響！

雨水節氣中，應盡量不要在「倒春寒」時進行房事，因為即使進行房事時是在溫暖的臥室，不會受到寒風的侵害，可是房事會消耗人體大量的能量，當人在出門時，便不免要受到寒流的侵襲而得病。

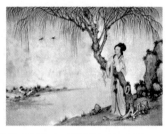

我國古代房事養生中，講究性交中不能洩精，並且研創出很多使男子交而不洩的方法。如《仙經》上說：「男女俱仙之道，深內勿動精，思臍中赤色大如雞子，乃徐徐出入，精動便退，一旦一夕可數十為之，令人益壽。男女各息，意共存之，唯須猛念。」便是告訴人們，性交中要想不洩精，動作便要緩慢，並且將意念引導至臍中，感覺此處有一個如雞蛋大小的紅色氣團，當快要洩精時便停止性交。其實這也就是現在醫學上治療男子早洩的意念轉移法。由此可見這套功法還是具有一定科學性的。此功法尤其適合老年人的房事生活，因為老年人體質虛弱，用此法進行不洩精的性生活，即豐富了生活，又保養了身體。確實很實用的。不過，文中說「一旦一夕可數十為之，令人益壽」的說法，恐怕就得因人而異了，似乎對老年人還是很不適合的，因為不洩精的性生活也如同運動一樣，應當「運動適度」才符合養生原則。

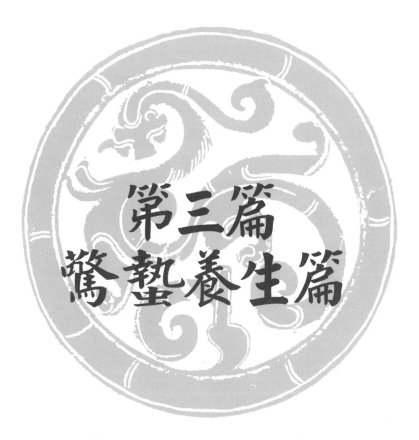

第三篇
驚蟄養生篇

〖 節氣諺語 〗

過了驚蟄節，
春耕不停歇。

未到驚蟄雷先叫，
四十九日暗天門。

風俗

驚蟄時斗指丁，太陽黃經為345度，時值陽曆的3月5日前後，是一年中的第三個節氣。

傳說盤古開天闢地後，他的呼吸變成風，聲音變成雷。雷秋冬之時藏於土中，春天農民挖地，使雷破土而出。進入冬眠的蟲類，如蛇、蠍、蜈蚣、青蛙等叫做蟄蟲，冬眠名為蟄伏，所以整個冬天牠們躲在泥土下面不食不動，到了驚蟄這一天，被春雷驚動才從蟄伏的狀態中驚醒過來，所以名為驚蟄。驚蟄是一個重要的節氣，一聲春雷，不單是驚醒了蟄蟲，而是使整個大地甦醒過來，出現一派勃勃的生機。這一聲春雷確實太了不起了，據美國科學家研究，一聲雷可使大地產生幾萬噸的肥料。

七十二候中驚蟄三候為「一候桃始華，二候倉庚（黃口）鳴，三候鷹化為鳩」，驚醒了蟄伏在泥土中冬眠的各種昆蟲的時候，此時過冬的蟲卵也要開始孵化，由此可見驚蟄是反映自然物候現象的一個節氣。

驚蟄時節，我國有些地區已是桃

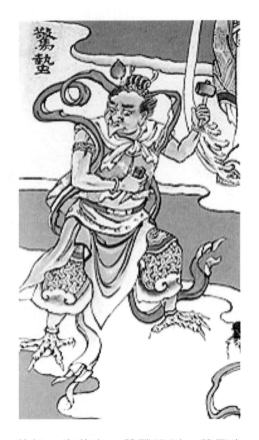

花紅、李花白、黃鶯鳴叫、燕飛來的時節，大部分地區都已進入春耕季節。正如有些地方上的農諺所說：「過了驚蟄節，春耕不停歇。」

各地在驚蟄節氣裡都有著不同的民情風俗，如《中華全國風俗志‧江蘇吳中》所載：「土俗以驚蟄節聞雷，主歲有秋。諺云：『驚蟄聞雷米

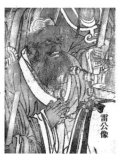

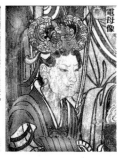

電母像

雷公像

似泥。』若雷動於未交驚蟄之前，則主歲歉。諺云：『未蟄先蟄，人吃狗食。』」驚蟄日，人們擺上供品，焚香燒錢，祭祀雷公，以祈本年人畜平安、雨水充足。而山西雁北一帶，這天講究吃梨。雲南宣威，是日清晨，農家聞雀鳴，即喚牧童，手提銅器，往田間邊敲邊唸咒雀詞，據說這樣可以使鳥雀在穀熟時不會啄穀。湖北恩施，驚蟄前一夕畫灰於地，像弓矢，謂之射蟲。在多數的大陸地區最普遍的民俗是這天於房屋四周、牆邊牆腳等地方，撒上生石灰以驅蟲；有些地區在驚蟄日的晚上，兒童邊敲鑼鼓邊歌唱，謂之趕蛤蟆；有的地方認為此日「人牛百葉開」，家家喝酥油茯茶、醪酒、吃雞蛋煎餅拌芥末汁。舊時民間風俗，驚蟄前後凡第一次聽到雷聲隆隆時，母親便會抱著孩子在床上拍拍枕頭，翻動一下，表示萬物甦醒了，不再久眠之意。

驚蟄這天，福建汀州的客家風俗除了在櫥腳、桌腳、柱腳、牆腳等處撒一些生石灰以外，還有炒豆子、炒麥子，或在熱水中煮連毛芋子的習俗，認為這樣可以消滅多種小蟲，叫作「炒蟲炒豸，沙蟲沙豸」。驚蟄是冬眠昆蟲開始復甦活動之時，古人主張早期滅蟲，但現在這種習俗已不多見。驚蟄當天，人們也有做芋子餈或芋子餃吃的。

驚蟄這一天也叫「白虎開口日」，傳統習俗亦為打小人的日子，小人是指那些喜歡挑撥離間、惹是生非的人，亦可象徵無故惹來的是非或惡運，而通過打小人的儀式，以祈求消災解難，化險為夷。打小人志在發洩情緒，就像西方的巫術一樣，給那些無故惹上是非或受了委屈，又無從發洩的人，透過這種活動來宣洩情緒，所以打小人除了由專業的小人婆主持外，亦可以自己親自上場，打得痛快，亦有減壓及平衡心理的作用。這個活動不但反映了我國古代人民對「小人」的痛恨，也反映出宣洩不快的心情，以符合春天的養生原則，保持身心健康的養生思想。

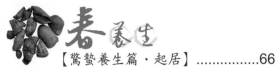

春養生

起居

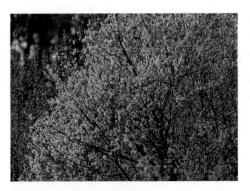

「驚蟄」是反映物候的節令，時值陽曆三月上半月，天氣漸漸回暖，春雷開始震響，蟄伏泥土裡的冬眠動物和多種昆蟲感於春季溫暖，震驚而出。

江蘇常武地區的民諺說：「二月十八，馬和尚過江。」這不僅是一句俗語，而且是氣象諺語。事實證明，每年農曆二月十八前後，在春暖以後必有一次最後的冷風襲來。常武一帶人們希望這一天刮東南風（天氣和潤）送「馬和尚過江」，那麼是年定收成豐盛、人口平安；如果刮西北風（天氣冷溼）則「馬和尚」過不了江，天災人禍就會降臨江南。這麼說來，「馬和尚」似乎是個「瘟神惡煞」！但長江以北的人民群眾卻把他當作「財神」，點香燃燭虔迎他過江北上。這個風俗源於何時？馬和尚何許人也？從無查考。有人說「馬和尚」就是六朝梁代，從印度東來中國，「一葦渡長江」的佛神宗師達摩大師。

由上我們可以看出，南方的「倒春寒」現象要一直延續到驚蟄的最後幾天，而北方寒冷氣候則還要時間更長一些，所以「春捂」在此節氣中還很重要。尤其是老年人，在此節氣中不要因天氣變暖而將衣服減得過少，應隨氣候冷暖而適當增減衣服。此時肝氣旺盛，老年人易動怒，要注意情緒神志的調攝，隨時保持心平氣和，不妄動肝火，否則肝氣升騰太過，易患眩暈、中風之病。此節氣宜用枸杞煎水擦身洗面，可使皮膚光澤不老。

驚蟄節氣的養生還要根據自然物候現象，自身體質差異進行合理的精神、起居、飲食的調養。《素問・異法方宜論》指出：「東西南北中五方由於地域環境氣候不同，居民生活習慣不同，所形成不同的體質，易患不同的病症，因此治法隨之而異。」朱丹溪的《格致余論》說：「凡人之形，長不及短，大不及小，肥不及瘦，人之色，白不及黑，嫩不及蒼，薄不及厚。而況肥人多溼，瘦人多火；白者

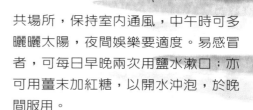

肺氣虛，黑者腎不足。形色既殊，臟腑亦異，外證雖同，治法迴別也。」在《醫理輯要‧錦囊覺後篇》中又有：「要知易風為病者，表氣素虛；易寒為病者，陽氣素弱；易熱為病者，陰氣素衰；易傷食者，脾胃必虧；易老傷者，中氣必損。」由此我們不難看出，人體發病的主要原因，取決於體質的不同，也就是說體質決定著對某些致病因素的易感性。只要我們本著積極的生活態度，採取積極的養生措施，是可以糾正體質上的偏頗，達到延年益壽的目的。

驚蟄雖然是一個春暖花開的季節，可是同時也是一個疾病多發的季節。中醫向來就有「不治已病，治未病」的說法，所以我們在這一節氣中必須做好以下疾病的預防工作：

一、預防感冒和流行性感冒

普通感冒和流行性感冒共同的病因均源於病毒，症狀以上呼吸道感染為主，同時伴有腳軟無力、發熱、鼻塞流涕等，個別體質較弱者還可因感冒引發氣管炎、肺炎、腎炎、心肌炎等病，因此不可小視感冒。在預防方面，應適量增減衣著，體弱者少去公

共場所，保持室內通風，中午時可多曬曬太陽，夜間娛樂要適度。易感冒者，可每日早晚兩次用鹽水漱口；亦可用薑末加紅糖，以開水沖泡，於晚間服用。

二、預防精神疾病的發生

當氣候多變時，容易擾亂人體生理功能，對神經系統、内分泌系統都有一定的影響，引發精神活動的異常，導致精神疾病。此時應注意起居的規律性，適當增加豐富多彩的業餘活動，如歌舞、欣賞音樂、踏青、多與人際交流等等，都可以轉移注意力，避免心情不愉快。

三、預防「舊傷」復發

所謂「舊傷」，指的是以前因各種原因引起的扭、挫、跌傷及手術後的損傷。這一時段氣候多變，造成損傷組織血液循環受壓迫和刺激，中醫稱之為經絡運行不暢，不通則痛。預防方法是適度的動靜結合，安排適量的運動鍛鍊，活氣血、通經絡。另外要注意身體局部的保暖，也可進行局

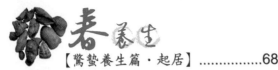
部按摩保養，或口服一些通經絡的藥物等等。

四、重視具致命性的嚴重疾病

1．A型肝炎

春季是A型肝炎的好發季節，在這段時間裡，特別是在接觸A型肝炎病人半個月至一個月後的時間裡，凡出現發熱，沒有其他原因的吃不下飯（如吃得過飽、吃了油膩食品、夜間睡眠不足等可以解釋的吃不下飯），甚至飯後噁心、嘔吐、乏力，連上一步樓梯都感費力、面黃、小便像濃茶等症狀時，應及時去醫院診治。

2．流行性腦脊髓膜炎

俗稱腦膜炎，是由腦膜炎雙球菌引起的急性傳染病，男女老幼都可得病，其中兒童為多。一旦發現突然高熱、頭痛、嘔吐、驚厥和皮膚黏膜有出血點的病人，應加以注意。該患者居室應開窗通風，病人使用的被褥也應在太陽光下曝曬消毒。

3．冠心病

醫療統計表明，每年的3至4月份，是心肌梗塞的一個發病高峰期。由於這時天氣變化無常，忽冷忽熱，時風時雨，寒潮鋒面過境頻繁，會使已患冠心病的患者病情惡化。因此，冠心病患者在度過嚴冬之後，不要忽視春天的考驗。此外，風溼性心臟病患者常因寒冷、潮溼、過度勞累及上呼吸道感染之後，出現復發和加重情形，患者應特別注意。

五、小心皮膚病的發生

1.德國麻疹

此節氣也是德國麻疹、麻疹、水痘和皮膚炎等皮膚病的好發時期。德國麻疹以幼兒發病為多；懷孕婦女特別是妊娠早期得了風疹容易引起胎兒畸形。此病多有發熱，1至2天後面部、頸部皮膚出現淡紅色疹子，在24小時內迅速蔓延至全身，但手掌、足底大多無疹子。少數病人表現為出血性皮疹，有的可合併腦膜炎、關節炎等。在德國麻疹好發季節裡，孕婦盡可能少去人多擁擠的公共場所，外出時盡可能戴口罩。

2.麻疹

麻疹病毒是通過呼吸道飛沫傳播的，病人咳嗽、打噴嚏可將病毒借飛沫傳播給他人。典型的臨床表現為發熱、流鼻涕、流淚、畏光等，發

燒後第四天開始出皮疹，但疹間皮膚顏色正常，部分病人可合併肺炎、心肌炎、結膜炎、腦炎等，因此，得了麻疹決不可掉以輕心。麻疹病毒抵抗力較弱，在陽光照射下，暴露在流動的空氣中20分鐘即可失去致病力。因此，宿舍、教室、家庭等人口密集的室內要經常開窗通風。

3.水痘

　　每逢春暖花開，水痘便會流行於孩子們之間。這是由病毒引起的傳染性皮膚病，而且傳染性很強。水痘的潛伏期多為半個月，起病較急，先出現發熱、頭痛、咽喉痛、乏力不適、四肢痠痛或噁心嘔吐及腹痛等。發熱通常在39℃以下，一般經過2至5天消退，在發病24小時內出現皮疹。由軀幹向頭面部和四肢蔓延，起初為針尖大小的散發性紅斑，迅速變為丘疹，數小時至1天內發展為綠豆樣的水泡，周圍可有紅暈。水泡開始為清澈的水珠狀，以後逐漸混濁，泡壁薄而易破，常伴有搔癢，2至3天後乾燥結痂，隨後痂皮脫落，2個星期後癒合，不留疤痕。病毒引起的小「豆豆」，由於搔癢，抓破後還會導致皮膚黏膜的繼發感染，甚至會出現急性淋巴結炎、蜂窩性組織炎和敗血症，另外也

可併發腎炎、心肌炎。預防水痘首先要做患兒的隔離工作，要從發病到皮膚完全乾燥結痂才可解除隔離，而接觸過水痘患兒的沒有免疫力的兒童，應觀察3個星期。患兒每日要更換內衣，將其洗淨後煮沸30分鐘消毒。患兒的睡房可以開窗曬曬太陽作為消毒。

4.皮膚炎

　　皮膚炎多見於18至30歲的女性，主要表現為脫屑、搔癢、乾裂疼痛等症狀，有的表現為紅斑、丘疹和鱗屑等，還有些女性表現為雀斑增多或褐斑加重，因多發生在桃花盛開季節，故也叫「桃花癬」。因此，應盡量少曬太陽，不用劣質化妝品，多吃新鮮蔬菜，對易致過敏的蝦、蟹等應禁食。

　　春天要加強皮膚的護理，肥皂要選用弱酸性肥皂，不用普通鹼性肥皂。沐浴後，可用低過敏性護膚乳液塗面及四肢皮膚，以減少刺激，保護皮膚。古人也有春季護膚的經驗方，

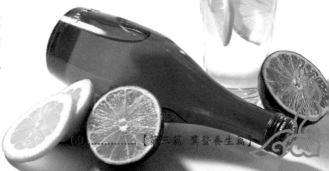

如宋朝《太平聖惠方》載有「桃花散」：在農曆三月三日桃花盛開時，採摘桃花，去雜質後陰乾，搗研為細末，用蜂蜜調成膏，每晚睡前塗搽面部，第二天早晨洗去，連續4至5天可見效，能使面部皮膚細嫩光潔；據說古時皇妃、公主貴族多用之。還有一個讓皮膚「吃」水果的方法，當你吃水果時，如蘋果、鴨梨、西瓜等均可，請不要把皮拋棄，可順手貼在顏面及肢體皮膚上，如能夠堅持，可以護膚養顏，一年四季都可採用。

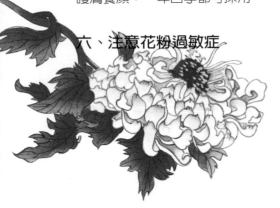

六、注意花粉過敏症

花粉過敏症也易發生於春暖花開的季節，症狀為鼻子奇癢難忍，接連不斷地打噴嚏、流清涕，眼睛也經常流淚、發癢。有的人還會出現頭痛、胸悶、哮喘等症狀，這種季節性疾病多是過敏體質者接觸花粉後引起的過敏反應，所以稱為花粉過敏症。因此，有過敏體質的人應盡量減少外出，尤其少接觸各類花粉；即使外出，也應注意戴上口罩、墨鏡等，必要時應帶些防止過敏的藥物在身邊。

運動

一、驚蟄二月節坐功

《遵生八箋》中原文如下：「運主厥陰初氣，時配手陽明大腸燥金。坐功：每日丑、寅時，握固轉頸，反肘，後向頓掣五六度，叩齒六六，吐納，漱咽三三。治病：腰脊肺胃蘊積邪毒，目黃，口乾，鼽衄，喉痺，面腫，暴瘂，頭風，牙宣，目暗羞明，鼻不聞臭，遍身疙瘡悉治。」

時至驚蟄，地溫逐漸升高，冬眠的生物開始覺醒，紛紛爬出來活動，天地間，生機勃勃。本法以「驚蟄」命名，正是順應這一時令特點而制定的氣功鍛鍊方法，適宜於驚蟄時節鍛鍊，可於驚蟄時開始，終至春分為止。驚蟄時節，人體疾病多表現在手陽明大腸經。手陽明大腸經起於食指，經手背行於上肢伸側前緣，上肩，經大椎，下入缺盆，進入胸腔絡肺，通過膈膜下行，屬大腸。其分

支由鎖骨上窩上行，經頸部至面頰，進入下齒中，還出口角上唇，左右交叉於人中，至對側鼻旁迎香穴。其主要病症有下牙痛、咽喉腫痛、鼻衄、鼻流清涕、口乾、目黃、頸腫、上肢伸側前緣及肩部疼痛、運動障礙等。當然，在時為春，春為風令，人易病風，所列病症中的「遍身疙瘩」即與風勢蘊結肌膚有關的各種皮膚病。凡此，堅持採用本功法鍛鍊，有較好的防治作用。

適應病症：人體經絡中滯留的毒邪之氣、咽喉乾澀及紅腫、痰多喉痛、耳聾、出虛汗、眼角兩腮疼痛等症。

具體方法：每日凌晨一點至五點時，盤腿而坐，全身放鬆，運氣調息，雙手用四指握住大拇指，曲肘。配合手少陽三焦經絡運氣，將上肢向左右各盡力扭轉30次，然後叩齒36下，繼續進行調息吐納，當口中津液滿口時，將唾液分三次嚥下至下丹田。這樣反覆做3遍，然後收功。

二、補脾坐功

適應病症：此法可防治肩痛、頭頸痛、目視矇矓諸症。

具體方法：全身放鬆端坐，閉口，用鼻緩慢深長地呼吸。然後用左手向左側用力伸展外拉，同時右肘彎曲並向右用力，如作開弓射箭狀；繼之再做反方向開弓姿勢。如此反覆做16次即可。

三、意想寧心功

適應病症：對風溼性心臟病、冠心病、心跳過速、心律不整等有療效。

具體方法：端坐於椅子上，兩腳分開與肩同寬，大腿與小腿呈90度角，軀幹伸直，全身放鬆，下頜向內微收。將兩手掌互相摩擦64下，左手放小腹前，手心對正小腹相距10公分左右，右手抬起手心對正胸正中偏左的心臟部位，手心距離胸部約10公分，意想心臟是紅色的。每次做10分鐘。

四、內觀肝膽功

適應病症：傳染性肝炎，慢性肝炎。

具體方法：自然站立，雙腳分開與肩同寬，雙臂自然下垂，掌心朝內側，中指指尖緊貼風市穴，拔頂，舌

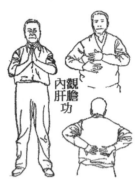

內觀
肝膽功

抵上顎，提肛，淨除心中雜念。接下來分兩種方法：

◎全身放鬆，兩臂左右展開，向前上劃弧，合掌當胸，意想兩手心相貼處五分鐘。兩掌分開，手心向內，左掌對正右乳上方，距離胸部10公分左右，右掌在左掌下，對正右乳下方，一樣距離胸部10公分左右，兩膝微屈，意想手心兩股熱流，射入肝臟，肝氣向下經湧泉穴排入地下。

◎兩掌相互摩擦至熱，兩手內勞宮緊貼後膽俞穴上，就是位於背後胸椎第十、十一椎之間兩側處，停留5分鐘。

五、觀想丹田功

適應病症：對肝、胰、膽、胃之功能的康復及提高很有益處。

具體方法：自然站立，雙腳分開與肩同寬，雙臂自然下垂，掌心朝內側，中指指尖緊貼風市穴，拔頂，舌抵上顎，提肛，淨除心中雜念。全身放鬆，意念觀想中丹田，部位在肚臍至命門分為十等份的臍內三等份處，此部位相當於為幽門和腸腺的部位，觀想此丹田促使胃腸蠕動，胃液和腸液分泌增多，氣沉丹田疏通百脈。

六、轉趾放鬆功

適應病症：關節炎、風溼性關節炎、踝關節疼、下肢麻木等症。

具體方法：雙腿併攏站立，雙臂自然垂下，兩掌心貼近股骨外側，中指指尖緊貼風市穴，拔頂，舌抵上顎，卻除心中雜念。屈膝蹲身，兩手內勞宮緊貼兩膝蓋上，意念膝關節沿右腳大趾、小趾、左足跟、左腳小趾，左腳大趾劃圓弧，順時針轉36圈，再向相反方向逆時針轉36圈。

七、推擦會陰功

適應病症：治陰囊溼疹。

具體方法：自然站立，兩腳分開，用左手將睪丸摟起，用右手摩擦睪丸下面，一推一拉為一次，共搓64次，每天早晚各1次。

飲食

驚蟄節氣是傳染病多發的日子，要預防季節性的傳染病發生。飲食調養其原則要保陰潛陽，多吃清淡食物，如糯米、芝麻、蜂蜜、乳品、豆腐、魚、蔬菜、甘蔗等，也可以適當選用一些補品，以提高人體的免疫功能。一般選服具有調血補氣、健脾補腎、養肺補腦的補品，像鵪鶉湯、清補菜鴨，枸杞銀耳羹，荸薺蘿蔔汁、蟲草山藥燒牛髓、扁豆粥等，或食用一些海參、蟹肉、銀耳、雄鴨、冬蟲夏草等，燥烈辛辣之品應少吃。

一、食療方

1.鴨粥

配方：青頭雄鴨1隻，粳米適量，蔥白2根。

做法：青頭鴨去毛及內臟後，切細

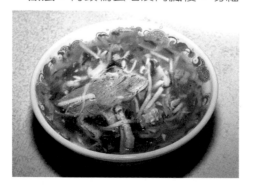

煮至極爛，再加米、蔥白煮粥，或用鴨湯煮粥。

功效：此方具有補虛勞、滋陰血、健脾胃、消水腫的功效。適用於身體虛弱、骨蒸潮熱及一切水腫病人服用。

2.黃耆猴頭湯

配方：猴頭菇150克，黃耆30克，雞肉250克，料酒、精鹽、薑、蔥白、胡椒粉各適量。

做法：猴頭菇沖洗後放入盆內用溫水浸開，約50分鐘，撈出洗淨，切成薄片，而剛剛泡猴頭菇的水則用紗布過濾待用。雞肉洗淨後剁成約3公分長1.5公分寬的長方塊。黃耆用溫毛巾揩淨後切成薄片。生薑、蔥白切成細節。鍋燒熱下豬油，投入黃耆、薑、蔥、雞塊共煸炒後，放入鹽、料酒、之前的濾水和少量清湯，用武火燒沸後，用文火燒約1小時，然後下猴頭菇片，再煮半小時，調入胡椒粉。先將雞塊放在碗底，再撈猴頭菇片蓋在上面，湯加

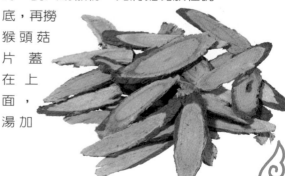

 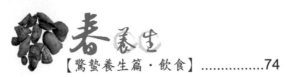

鹽調好味盛入即成。

功效：此方適用於氣血虛弱、消化不良、神經衰弱、胃及十二指腸潰瘍等疾病。

3. 枸杞杜仲鵪鶉湯

配方：鵪鶉1隻，枸杞30克，杜仲10克，料酒、精鹽、胡椒粉、薑末、蔥末、雞清湯各適量。

做法：將枸杞、杜仲分別洗淨。將鵪鶉去毛、內臟、腳爪，洗淨、斬塊放鍋內。注入雞湯，加入料酒、鹽、胡椒粉、薑、蔥、枸杞、杜仲共煮至肉熟爛，揀出杜仲，盛入湯盆即成。

功效：此方具有補肝益氣、強筋健骨、益精明目、降壓安胎之功效。適用於肝腎虛弱、腰膝痠軟、氣短乏力之症，高血壓患者及孕婦等食之效果更佳。

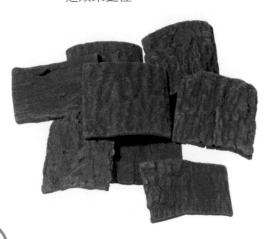

4. 銀耳鵪鶉蛋湯

配方：銀耳12克，鵪鶉蛋10個，冰糖適量。

做法：銀耳浸水泡開，除去雜蒂，放入碗內加清水，上籠蒸透。將鵪鶉蛋放入冷水鍋內煮開，撈出，放在冷水中剝去外殼。另用潔淨小鍋，加清水和冰糖，待燒開後放入備好的銀耳、鵪鶉蛋，撤去浮沫即成。

功效：此方具有強精補腎、益氣養血、健腦強身之功效。對貧血、婦嬰營養不良、神經衰弱、氣管炎、血管硬化、心臟病、代謝障礙等病人均有補益作用。常食之能防止老年疾病，並能延年益壽。

5. 雪羹湯

配方：海蜇30克，鮮荸薺15克。

做法：將海蜇用溫水泡發，洗淨、切碎，備用。將鮮荸薺洗淨，去皮。把切碎的海蜇和荸薺一齊放入砂鍋內，加水適量，用小火煮1小時，煮好後，將湯倒入碗內，分次服用。

功效：此方具有養陰清熱、清肺止咳的功效。適用於陰虛內熱的咳嗽、痰黃而黏稠、口燥咽乾等症。

6.苦菜燉豬肉

配方：苦菜、酢漿草各30克，瘦豬肉250克，蔥、生薑、精鹽、味精各適量。

做法：將苦菜、酢漿草洗淨、切碎，用白紗布包好、紮緊。豬肉洗淨、切塊，與紗布藥包同置沙鍋內，擺上蔥節、薑片，加適量水燉1小時，揀去蔥、薑和藥包不用，加入精鹽、味精即可。

功效：此方具有預防肝炎的功效。

7.清燉海鰻肉丸

配方：海鰻魚肉500克，3個雞蛋的蛋清，食鹽、薑、蔥、味精、胡椒粉、料酒、熟豬油、醬油各適量。

做法：將鰻魚洗淨，除去魚刺，剁肉為泥，放入碗中，加醬油、鹽、豬油、薑末、味精和蛋清，攪作泥狀。將魚泥用手擠成小丸子入沸水鍋中氽透，撈出。將蔥節、薑片、

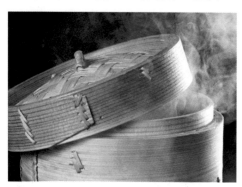

料酒下原湯中，小火燉至湯沸，揀去蔥節、薑片，再下魚肉丸子煮15分鐘，加入味精和胡椒粉調好味，盛入碗中即成。

功效：此方可預防肝炎。

8.雞眼草蜜棗煲豬肝

配方：雞眼草30克，蜜棗7至8枚，瘦豬肉100克，食鹽適量。

做法：雞眼草洗淨，與蜜棗、瘦豬肉（洗淨切塊）一起放進砂鍋中，加水適量，先猛火，燒開後改為文火煮，食鹽適量調味，煎至湯約一碗，離火，去渣，喝湯吃肉。

服法：每日一劑。

功效：本方具有清熱去溼、散瘀解毒、扶正護肝之功效。中醫學將傳染性肝炎分型為五種類型，即溼熱型、肝氣鬱滯型、溼邪困脾型、肝腎虧損型、熱毒熾盛型，本方用於治療溼熱型肝炎。溼熱型主要症狀為面目週身俱黃、腸悶納呆、尿赤便結。

9.大小薊草汁

配方：鮮大薊草250克，鮮小薊草250克。

做法：將大小薊草洗淨瀝水，搗爛絞汁。

服法：溫水和服每天三次，每次一小杯。

功效：本方適用於溼熱型和溼邪困脾型肝炎。

10.五味子紅棗燉冰糖

配方：五味子9克，紅棗10枚，冰糖適量。

做法：紅棗去核與五味子一起入砂鍋，加開水和冰糖同燉半小時，去渣飲水。

服法：每日二次，每次一劑。30天為一療程。

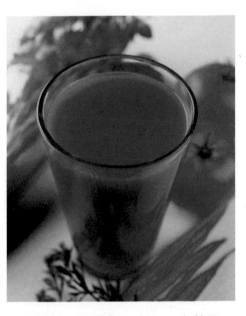

功效：五味子性溫，味酸，有斂氣斂汗、益氣生津等功效。紅棗冰糖與之同燉治療肝腎虧損型傳染性肝炎患者。肝腎虧損型的主要症狀是脅痛隱隱、低熱、口乾舌燥、手足心熱。

寒味甘，可清熱、利溼、去黃疸。番茄汁與西瓜汁合併不拘量食之可治療熱毒熾盛型傳染性肝炎。熱毒熾盛型的主要症狀為高熱、口渴煩躁、神昏、黃疸深重。

11.西瓜番茄汁

配方：西瓜適量，番茄適量。

做法：番茄用沸水泡燙剝皮、去子，用紗布絞取汁液，然後與西瓜汁合併。

服法：代水隨量服用。

功效：中醫認為，番茄性味甘酸微寒，具有生津止渴、健胃消食、涼血平肝、清熱解毒的功效。西瓜性

12.泥鰍末

配方：泥鰍500克。

做法：將泥鰍放清水中，滴少量植物油，每天換清水，使其清淨腸內糞便。將經過排腸的泥鰍取出，用微火烘乾後研末。

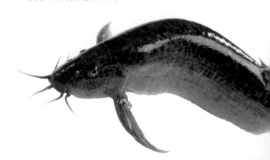

服法：每日3次，每次服10克。

功效：本方適合各種類型的傳染性肝炎。

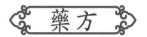

藥方

一、蕁麻疹驗方

蒼术15克，生地15克，蛇蛻15克，石膏10克，知母10克，荊芥10克，大胡麻10克，牛蒡子10克，甘草10克，木通10克，苦參10克。每日1劑，早晚2次水煎服。輕者1劑，重者3劑癒。

二、神經性皮膚炎驗方

土槿皮30克，蛇床子30克，百部30克，五倍子20克，密陀僧20克，輕粉5克。共研細末。用時取適量以米醋調成糊狀，敷於患處，上用玻璃紙覆蓋，每日更換1次，治癒為止。此方治癒率高，不易復發。

三、病毒性肝炎驗方

1.馬齒莧飲

配方：鮮馬齒莧150克。

服法：每日1劑，2次水煎服。

2.苦菜佛手飲

配方：苦菜18克，佛手6克。

服法：每日1劑，2次水煎服。

3.紅棗山楂飲

配方：紅棗20枚，山楂15克。

服法：每日1劑，2次水煎服。

4.南瓜茅根飲

配方：南瓜葉25克，茅根15克。

服法：每日1劑，2次水煎服。

5.青松飲

配方：青松針（葉）30克。

服法：每日1劑，2次水煎服。

按注：在流行期連服數日。適用於預防病毒性肝炎。

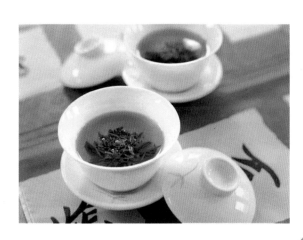

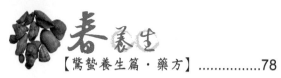

6.玉米茵蒲飲

配方：玉米鬚30克，茵陳蒿、蒲公英各15克。

服法：每日1劑，2次水煎服。

7.橘皮葡葉飲

配方：鮮橘皮30克，葡萄葉15克。

服法：每日1劑，2次水煎服。

8.胡蘿蔔飲

配方：香菜30克，胡蘿蔔60克。

服法：每日1劑，2次水煎服。

9.白蘿蔔飲

配方：白蘿蔔1個，綠豆30克。

服法：每日1劑，2次水煎服，連服3至4週。

10.紅豆苡仁湯

配方：紅棗10枚，紅豆20克，苡仁10克。

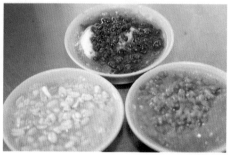

服法：每日1劑，2次水煎服。

11.紅棗田螺湯

配方：紅棗10枚，田螺100克。

服法：將紅棗、田螺洗淨，2次水煎服。每日1劑。

12.絲瓜汁

配方：絲瓜適量，蜂蜜少許。

做法：將絲瓜洗淨，切成小塊，用榨汁機榨取原汁，貯瓶備用。

服法：每日2至3次，每次30毫升用蜂蜜調服。

四、德國麻疹驗方

1.板藍根湯

配方：板藍根10克。

服法：水煎分3次服。

2.蘆根竹葉飲

配方：蘆根30至60克，竹葉心30克。

服法：煎水代茶，頻服。

3.板藍銀花湯

配方：銀花10克，甘草3克，板藍根30克，殭蠶10克。

服法：煎湯代茶飲。

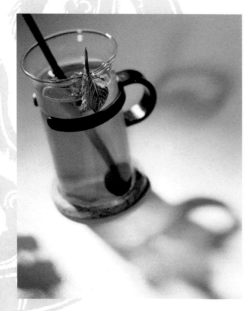

6. 銀蟬散

配方：金銀花3克，蟬蛻3克，甘草1克，竹葉1克。

服法：製為散，用沸水沖泡10分鐘，飲服。

功效：針對德國麻疹皮疹作癢、煩躁不寧。

7. 外治方一

配方：枯礬適量。

做法：取適量枯礬研為細末，投入熱酒中和勻，用棉球蘸酒搽患處。

功效：適用於小兒德國麻疹引起的搔癢。

8. 外治方二

配方：鮮地膚子、鮮蒼耳子適量。

做法：上述兩藥材加水煎湯，搽洗患處。

功效：適用於德國麻疹作癢。

4. 菊花甘草飲

配方：菊花15克，蟬蛻、甘草各5克。

服法：煎水代茶飲。

5. 散疹茶

配方：生地9克，蒼朮3至6克，茶葉1至3克。

做法：將蒼朮、生地加水煎，並以煮沸的藥汁沖泡茶葉於杯內。

服法：每日1劑，不拘時段慢慢飲服，至全身汗出為止。

功效：針對德國麻疹初起發熱惡寒。

五、麻疹驗方

（一）中醫辨證分型治療

1. 邪襲肺衛（疹前期）

症狀：發熱惡寒，噴嚏咳嗽，目赤流淚，倦怠思睡，口頰有麻疹斑，舌苔薄白或微黃，脈浮數。

配方：治以辛涼透表，方用銀翹散加減。銀花12克，連翹12克，牛蒡子12克，浮萍10克，前胡10克，淡豆豉10克，蟬蛻6克，升麻6克，葛根10克。

服法：水煎服，每日1劑。

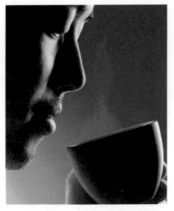

配方：治以益氣養陰兼清餘邪，方用沙參麥冬湯加減。沙參15克，麥冬12克，生地15克，元參12克，黨參12克，白薇10克，扁豆12克，蘆根30克，丹皮10克。

服法：水煎服，每日1劑。

2. 邪留氣分（見形期）

症狀：高熱不退，肌膚灼熱，咳嗽加劇，煩躁不安，口渴欲飲，舌質紅苔黃，脈洪數。皮疹循序透發，初起稀疏，色較鮮紅，逐漸稠密，融合成片，色轉暗紅，分布週身。

配方：治以清熱解毒、透疹，方用清解透表湯加減。西河柳15克，蟬蛻6克，葛根12克，牛蒡子12克，紫草根12克，浮萍10克，元參12克。

服法：水煎服，每日1劑。

3. 邪傷氣陰（疹歿期）

症狀：皮疹按出現的順序依次退疹，並見糠皮樣脫屑及皮膚棕褐色斑，熱退身涼，食納增加，或遺有潮熱，口渴乏力，舌紅少苔，脈細數。

4. 麻毒閉肺

症狀：高熱不退，咳嗽劇烈，氣促血煽，喉間痰鳴，疹出不透，甚則口唇青紫，舌紅絳、苔薄黃，脈滑數。

配方：治以清熱解毒、宣肺化痰，方用麻杏石甘湯加減。麻黃6克，杏仁10克，生石膏30克，銀花12克，連翹12克，魚腥草30克，紫草10克，蟬蛻6克，天竺黃19克。

服法：水煎服，每日1劑。

5. 心陽虛脫

症狀：面色蒼白，手足冰冷，冷汗淋漓，疹出不透，神昏不安，舌淡苔白，脈沉細。

配方：治以回陽救逆，方用參附湯加減。人參12克，附片6克（先煎），黃耆30克，桂枝9克，五味子

10克，麥冬10克，龍骨10克，甘草9克。

服法：水煎服，每日1劑。

6.邪閉心包

症狀：高熱神昏，譫語煩躁，面赤氣粗，疹出不暢，或疹密色紫，時有抽搐，舌質紅絳、苔黃燥，脈滑數。

配方：治以清熱解毒、開竅醒神，方用清營湯加服安宮牛黃丸或紫雪丹。犀角3克（水牛角30克代），生地12克，山梔10克，黃連9克，丹皮10克，地龍10克，菖蒲10克，鬱金9克。

服法：水煎服，每日1劑。

7.麻毒攻喉

症狀：咽喉腫痛，聲音嘶啞，嗆咳嘔吐，煩躁不安，甚則呼吸困難，張口抬肩，顏面紫紺，舌紅苔黃，脈浮數。

配方：治以清熱解毒、利咽消腫，方用清咽利膈湯加減。銀花12克，連翹12克，元參15克，桔梗10克，射干10克，牛蒡子12克，紫草12克，胖大海10克，甘草6克。

服法：水煎服，每日1劑。

8.邪竄血分

症狀：壯熱不退，煩躁不安，斑疹稠密、融合成片、顏色紫暗，甚則鼻衄、肌衄，舌紅苔黃，脈數。

配方：治以清營涼血、解毒化斑，方用化斑湯加減。犀角3克（沖服），生地12克，山梔10克，元參15克，白茅根30克，丹皮10克，紫草12克，板藍根30克，三七9克。

服法：水煎服，每日1劑。

9.麻疹後潮熱

症狀：麻疹雖收，潮熱日久不解，五心煩熱，形體消瘦，口渴多飲，舌紅少苔，脈細數。

配方：治以滋陰清熱，方用青蒿鱉甲湯。青蒿15克，鱉甲15克，地骨皮15克，丹皮10克，知母10克，細生地15克，元參12克，玉竹10克，麥門冬10克。

服法：水煎服，每日1劑。

（二）單方驗方

1.浮萍芫荽湯

配方：浮萍9克，芫荽9克。

服法：水煎分服。

功效：用於麻疹初起、疹透不暢者。

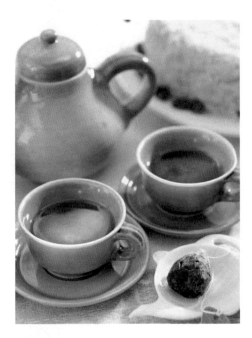

2. 紫草飲

配方：紫草、赤芍、麻黃、當歸、甘草各等份。

服法：上述藥材共研為粗末，每服10克，以水1杯煎服。

功效：用於麻疹初起、疹透不暢者。

3. 兒茶飲

配方：兒茶9克。

服法：用滾水泡飲，少量多次分服。

功效：適用於麻疹後聲音嘶啞。

4. 貫眾散

配方：貫眾製成粉劑。

服法：6個月至3歲小兒，每次服0.25克，每日2次，連服3日為一期，每隔1個月使用一期。

功效：用於預防麻疹。

5. 紫草飲

配方：紫草2至3克。

服法：水煎，分3至4次服用。

功效：用於預防麻疹。

（三）外治法

1. 蕎麥麵團揉身法

配方：蕎麥60克，雞蛋清1個。

做法：蕎麥、蛋清調和一處，揉成麵團，如核桃大，加香油少許，在患者週身揉搓，以皮膚潮紅為度。每日3次，每次30分鐘。

功效：適用於麻疹併發肺炎。

2. 蠶砂洗沐法

配方：晚蠶砂30克。

做法：晚蠶砂放入鍋內，加水適量煎煮取湯，倒入盆中，待溫後用於洗患處，每日2次，連洗3至4日。

功效：適用於皮膚發癢起疹，抓破後出血如瘡。

3.蒸氣熱敷法

配方：麻黃、浮萍、芫荽、黃酒各適量。

做法：麻黃、浮萍、芫荽用黃酒加水適量煮沸，使水蒸氣布滿室內，再用熱毛巾蘸藥液熱敷頭面或胸背。

功效：對麻疹透發不利者，頗有療效。

六、水痘驗方

（一）中醫辨證分型治療

1.風熱型

症狀：無發熱或發熱較輕，1至2日內出疹，先於軀幹、頭面部見紅色小丘疹，疹色紅潤，包漿清亮，根盤紅暈不明顯，水泡稀疏；可伴有鼻塞流涕、咳嗽噴嚏等，脈浮數，舌質淡紅、苔薄白。

配方：銀翹散加減。銀花15克，連翹15克，牛蒡子12克，薄荷10克，桔梗10克，荊芥6克，竹葉6克，鮮茅根20克，紫花地丁15克，板藍根15克，甘草6克。

服法：水煎服，每日1劑。

按注：若溼邪較重，可加滑石、木通等利水滲溼之品；疹邊有紅

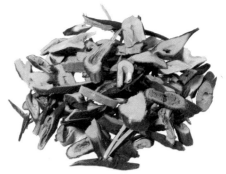

暈者，加丹皮、赤芍等；皮膚搔癢甚，加蟬衣、殭蠶等。

2.毒熱型

症狀：發熱較高或壯熱不退，煩躁不安，口渴欲飲，面紅目赤，水痘過密，疹色紫暗，包漿晦濁；或伴有口舌生瘡，牙齦腫痛，大便燥結，小便短黃，脈洪數或沉實，舌質紅或絳，舌苔黃燥而少津。

配方：清營湯合清胃散加減。水牛角10克，生地15克，丹參10克，玄參10克，麥冬12克，黃連6克，銀花15克，連翹12克，當歸12克，丹皮15克。

服法：水煎服，每日1劑。

按注：疹色深紅者可加紫花地丁、紫草、山梔清熱涼營；陰津耗傷甚、口乾燥者加花粉、麥冬、蘆根等養陰生津；牙齦腫痛、口舌生瘡、大便乾燥者，加服硝黃粉或大黃、枳實等瀉火通腑。

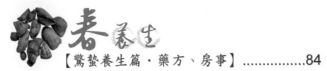

（二）單方驗方

1.銀花甘草飲

配方：銀花12克，甘草3克。

服法：水煎服，每日1劑，連服2至3天。

2.蘆根野菊飲

配方：蘆根60克，野菊花10克。

服法：水煎服，每日1劑，連服2至3天。

3.黃芩木通散

配方：黃芩5克，木通2.5克。

服法：共研為細末或水煎，分3至4次口服。若服散劑，其量減半。

功效：本方有清熱利溲之功，適用於水痘溲熱較盛者。

4.三豆湯

配方：黑豆、綠豆、赤小豆各60克（生用），甘草90克。

做法：將豆淘洗乾淨，同甘草用水煮至豆熟為度，去甘草將豆曬乾，又入汁再浸，再曬乾。

服法：逐日取豆任意食用。

功效：適用於痘疹將發之際，服之令多者少、少者可無或有終生不出者。

5.水痘方

配方：柴胡3克，茯苓6克，桔梗3克，生甘草1.5克，黃芩1.5克，竹葉10片，燈草1團。

服法：水煎服。

功效：適用於水痘輕症。

6.紫草陳皮飲

配方：紫草0.3克，陳皮0.15克。

服法：共研為粗末，以水煎服。

功效：適用於小兒痘瘡紫暗、發出不暢。

（三）外治法

1.苦參芒硝洗液

配方：苦參30克，浮萍15克，芒硝30克。

做法：水煎外洗，每日2次。

2.止癢藥方

配方：地膚子30克，殭蠶15克，白鮮皮15克，芥穗15克，茵陳15克，敗醬草15克，白礬9克，白芷9克。

做法：共為細末，擦於患處，每日2至3次。

3.青黛散

配方：青黛、黃柏、石膏、滑石各

等份。

做法：研為細末，撒布患處，或用麻油調敷，每日1至2次。

功效：適用於痘疹破潰，繼感邪穢時。

房事

驚蟄時節，大地泛青，春暖花開，萬紫千紅。動物界大部分動物都在春季發情交配，故對男女相戀之情，也有「春情」之喻，如古樂府《春歌》中有「雲眉忘注口，游步散春情」之句。少女懷春，少男春心萌動，有時可有遺精的發生，甚至春夢一刻，有夢交之情，這就是春季生發之氣促動，對健壯的少男少女來說是性興奮的反應。男性體內性激素睪丸酮分泌也隨著季節而改變，可促使性慾有所衝動，這並不是邪念，而是性成熟。春天好發的「青春痘」，面部痤瘡斑斑，這也是性激素偏旺的象徵。

從中醫而論，春風當令，應於肝木，肝氣旺於春季。肝氣疏洩，具有舒暢、開展、調達、宣散、流通等功能，所以在春天，人們一改冬天倦藏之性，喜愛外出踏青春遊，這已成為人們的習慣。對房事來說，也呈春情萌動之態，所謂「春心蕩漾」，性興奮的激情，使春季的房事明顯多於冬寒，甚至可能發生性衝動的行為。此時性生活既要迎合春季的特點，使生發之性充分展露，使身心調暢，意氣奮發，切忌惱怒抑制，有悖春季疏發之性，但又不能任其春情滋生，心猿意馬，任意放蕩，有過之而無不及，當用理智加以克服，以保持身心的健康。

由於驚蟄節氣是疾病多發的日子，所以此節氣中的性生活一定要注意衛生。單在身體上要注意經常清潔還是不夠的，還要注意雙方身體的健康情況，如果一方患有傳染性疾病，會使性生活成為疾病傳染的途徑，或

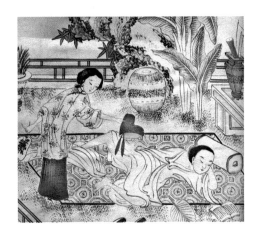

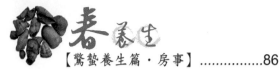

者如果有一方身體健康狀態不佳，性生活會使健康狀況更加惡化，使身體抵抗能力降低，極容易被傳染上此季節流行的各種疾病。

另外，性生活的不當也會影響身體健康，甚至會使身體患有各種疾病，例如過於頻繁的性生活，尤其是同一次性活動中數次洩精，對男子的身體健康都是很有害的。女性無法達到性高潮也會影響身體的健康，甚至會誘發各種疾病的發生。可是女性如果一味地追求性高潮，使得每次性活動中多次性高潮，造成性高潮過度，對身體也是有害的；輕則會使皮膚失去光澤、渾身乏力，嚴重則會使身體患有各種婦科疾病。

我國魏晉時期的《道林》上說：「命本者，生命之根本，決在此道。雖服大藥及呼吸導引，備修萬道，而不知命之根本。根本者，如樹木，但有繁枝茂葉而無根本，不得久活也。命本者，房中之事也。故聖人云：欲得長生，當由所生。房中之事，能生人，能殺人。譬如水火，知用之者，可以養生；不能用之者，立可死矣。交接尤禁醉飽，大忌，損人百倍。欲小便，忍之以交接，令人得淋病，或小便難，莖中痛，小腹強。大恚怒後交接，令人發口瘡。」

《道機》：「房中禁忌，日月晦朔，上下弦望，日月蝕，大風惡雨，地動，雷電，霹靂，大寒暑，春夏秋冬節變之日，送迎五日之中，不行陰陽，本命年、月、日，忌禁之尤重（陰陽交錯不可合，損氣血，瀉正納邪，所傷正氣甚矣，戒之）。新沐頭，新行疲倦，大喜怒，皆不可行房事。」

由此可見，我國很早便對房事生活有著很高的科學見解。其中說「房中之事，能生人，能殺人」，告誡我們房事不可不慎重，而美滿和諧的性生活對人的身體是有好處的。文中說男女交合最忌諱酒足飯飽，可損人百倍；如果憋尿進行交合，會使人得淋病、陰莖中疼痛、小腹痛、小便點滴難出等疾病；怒後交接使人易患急性化膿性皮膚病；剛洗完頭，剛遠行歸來，或大喜大怒之中，都不能進行男女交合。這些都是很符合養生之道的，不可不誡。

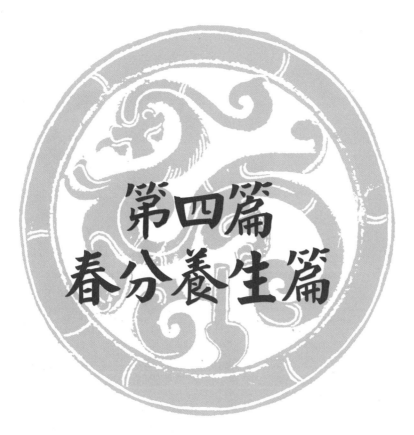

第四篇
春分養生篇

【 節氣諺語 】

春分前好布田，
春分後好種豆。

春分有雨病人稀，
五穀稻作處處宜。

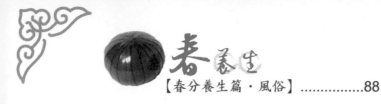
風俗

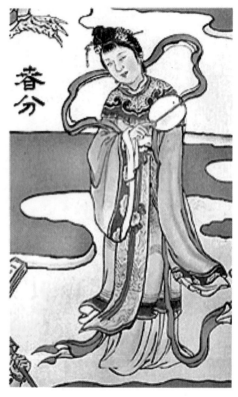

　　春分時斗指壬，太陽黃經為0度，時值陽曆的3月20日前後。春分日太陽在赤道上方，這是春季90天的中分點，這一天南北兩半球晝夜相等，所以叫春分。這天以後太陽直射位置便向北移，北半球晝長夜短，所以春分是北半球春季的開始。

　　此時大部分地區越冬作物進入春季生長階段，各地農諺有「春分在前，斗米斗錢」（廣東）、「春分甲子雨綿綿，夏至甲子火燒天」（四川）、「春分有雨家家忙，先種瓜豆後插秧」（湖北）、「春分種菜，大暑摘瓜」（湖南）、「春分種麻種豆，秋分種麥種蒜」（安徽）。

　　春分節氣中三候為：「一候元鳥至；二候雷乃發聲；三候始電。」便是說春分日後，燕子便從南方飛來了，下雨時天空便要打雷並發出閃電。

　　舊時春分日，農民將餘下的水稻、黃豆等種子磨粉蒸糕，糕面置紅棗，俗稱春分糕，用以食用及饋贈親友，寓祈祝新年五穀豐登之意。在古代各縣城還有趕「春分會」的習俗，凡所需的竹、木、鐵、棕製品等春耕物資，均可購置齊備，實為物資交易會。

　　「春社」是古時春分節氣中最大的祭祀活動。在周朝的時候，

春社便是最重要的天子祭典活動，當時選春分後的「甲」日祭春社。漢朝以後五行的觀念盛行，由於五行中「戊」屬土，於是改訂春分後的戊日為祭春社日，並一直延用下去。古代天子在這天用五種顏色的泥土和五穀向土地神獻祭，在民間只以一杯土來祭土地。最初的土地神祭拜並沒有土地神的神像，甚至這一杯土也是露天而放；清代改將土地神祭拜設在城隍廟內，共立有兩個牌位，左邊為稷右邊為社；古代天子將不同顏色的泥土分給諸侯，讓他們自己分別立社。於是這一天，便成為全國性的一種向土地神獻祭的日子。

舊時，巨姓望族也要在春分、秋分舉行祠堂祭祖儀式，俗稱春祭、秋祭。宗祠內，主要收藏先世遺像、族譜等。每年春分、秋分二節，都要行春秋兩祭。屆期，都要事先掃除庭院，清理祭具，採辦三牲、香燭、供品。由族中長者，率族眾一起焚香點燭，行三跪九叩之禮。祭畢，全宗族還要設宴歡聚，以聯絡感情。在古代社會裡，子女從私塾畢業、中舉人等，都要在祠堂張榜，以榮宗耀祖；有的族人在外經商致富，回鄉來也要到祠堂祭祀祖先；如果族內有人敗壞

族規，嚴重的還要開祠堂，當眾懲罰。

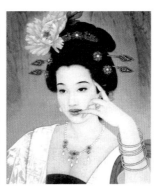

農曆二月十五日，為俗傳的花王的生日，也是百花的生日，叫花朝節，也叫花朝。「花朝」一詞在唐詩中就已出現，如司空圖《早春》詩云：「傷懷同客處，病眼即花朝。」至於民間花朝節的具體日子，古籍裡有不同說法，如《誠齋詩話》稱：「東京（按即河南開封）二月十二日曰花朝，為撲蝶會」；《翰墨記》謂：「洛陽風俗，以二月二日為花朝節。士庶遊玩，又為挑菜節」；《西湖遊覽志》則說：「二月十五日為花朝，花朝月夕，世俗恆言」。

花朝節有「張花神燈」的活動，該燈通常以當地所產可作傘面的半透明油紙「淡箋」糊成，多呈傘形、六角，故也稱「涼傘燈」，上鏤人物、花卉、珍禽異獸，據清人王韜《瀛士需雜誌》載：「出燈多者，至二三百盞，間以五彩吳綾折枝花燈……或紮彩為亭，高可三四丈，間飾龍鳳，

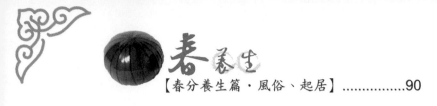

以雲母石為鱗甲，上下通明，光照數丈。」除此之外，這天的習俗尚有采戴薺菜花（相傳可保一年不頭痛），文人宴飲賦詩，男童蓄頂髮、女孩穿耳洞等。

很可能由於各地的地理、氣侯情況不同，所以有的地區以二月二日為花朝，有的以二月十二日或十五日為花朝，總之是春暖花開的時候。這個節，據說唐代就已經有了，宋代流傳較廣。明、清時期，花朝就不如宋代時那麼熱鬧了，雖也有賞花、飲酒之類的活動，但多限於文人墨客。民間在此時期也仍有踏春、飲酒等活動，但多與上巳節、寒食節、清明節有關，與花朝節漸疏。

起居

按照八卦記時法，春分節氣正處於八卦中的大壯卦。卦象為，內卦是乾卦，外卦是震卦，震為雷，乾為天，所以稱作雷天大壯。由卦象中我們可以看出，此時為四陽二陰，說明陽氣已十分強壯。此時大地上的所有生物都已長得強壯起來，包括細菌在這一季節也繁殖得很快，所以這時流

行性傳染病很多。又由於卦中還存有兩個陰爻，所以天氣還會有變冷的現象。春分交節的這幾天，溫度與溼度往往相差很大，氣候上會有劇烈的變化，體弱的人容易生病，有舊病的人容易復發，尤其是曾有多次產子經驗的婦女要注意，盡量少聲色的刺激，不要過分憂鬱。這段節氣中春暖日和，當遊園踏青，以攄帶情，以暢生氣，不可兀坐以生抑鬱。

春天裡百花開，正是人們出門踏青的大好時光。腳踏青青草地，沐浴和煦陽光，陣陣花香襲人，怎能不讓人感到心曠神怡。然而，春季踏青需防花毒，更不能因一度好奇而誤食了有毒的花果，有些人在花叢前待久了，會出現頭昏腦脹、咽喉腫痛等症狀，原來是有些花會釋放一種對人體有害的廢氣，而有的花粉含有毒鹼，久與花伴會造成慢性中毒。所以這一季節中要了解哪些花草是有毒的，對養生保健很有幫助：

◎杜鵑花：又叫映山紅，在南方的一些山上，一到開春的時節，漫山遍野地開著紅的、黃的杜鵑花，其中黃色杜鵑花中含有毒素，中毒後會引起嘔吐、呼吸困難、四肢麻木等

症狀。

◎**夜來香**：夜間停止光合作用時，夜來香會排出大量廢氣，對人的健康極為不利，因而在晚上不應在夜來香花叢前久留。

◎**含羞草**：內含含羞草鹼，接觸過多會引起眉毛稀疏、毛髮變黃，嚴重的甚至會引起毛髮脫落。

◎**鬱金香**：的花中含有毒鹼，人在這種花叢中待上2小時就會頭昏腦脹，出現中毒症狀，嚴重者可能導致毛髮脫落。

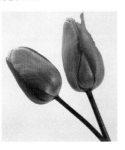

◎**夾竹桃**：莖、葉、花朵都有毒，它分泌出的乳白色汁液含有一種有毒物質，誤食會中毒。

◎**水仙花**：人體一旦接觸到水仙花葉和花的汁液，可導致皮膚紅腫，如果這種汁液不小心弄到眼睛裡去，那麼後果更為嚴重；水仙花鱗莖內也含有毒素，誤食後會引起嘔吐。

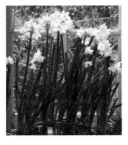

◎**海芋（馬蹄蓮）**：花有毒，內含草本鈣結晶和生物鹼，誤食會引起昏睡等中毒症狀。

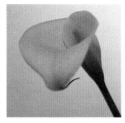

◎**一品紅（聖誕紅）**：全株有毒，一品紅中的白色乳汁一旦接觸皮膚，會使皮膚產生紅腫等過敏症狀，誤食莖、葉有中毒死亡的危險。

◎**飛燕草**：整株有毒，其中以種子的毒性最大，主要含有生物鹼，誤食後會引起神經系統中毒，嚴重時可產生痙攣，甚至因呼吸衰竭而導致死亡。

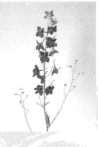

◎**萬年青**：花葉內含有草酸和天門科素，誤食後會引起口腔、咽喉、食道、胃腸病變，甚至傷害聲帶，使人變啞。

◎**虞美人**：整株有毒，尤其以果實的毒性最大，誤食後會引起中樞神經系統中毒，嚴重的甚至可導致生命

春養生

危險。

◎仙人掌類植物：
刺內含有毒汁，
人體被刺後，易
引起皮膚紅腫疼
痛、搔癢等過敏
症狀。

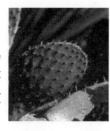

　　以上所述這些花草，我們在踏青
遊玩時，要特別注意，盡量不要在有
毒的花草附近玩，更不要將這些花草
拿在手中玩耍，避免引起意外。

　　在此季節，暖溼氣流活躍，冷空
氣活動也比較頻繁，因此陰雨天氣較
多。將居室安排合適而有序，對身心
的健康也很有益處。比如將客廳布置
得溫和舒暢，同室外的陰雨天氣形成
反差，又同風和日麗的天氣相和諧；
將臥室布置得溫馨適意，室內的溫度
保持在20度上下之間，會給人一種溫
柔靜謐的感覺；將書房布置得明亮溫
和、空氣清新，但又不溼氣太重；飯

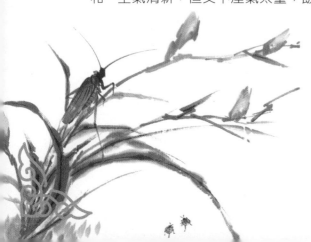

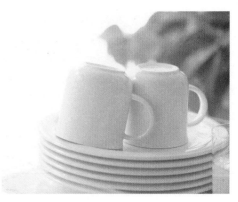

廳注重色彩搭配，會喚起人的食慾；
將陽台布置成一個小花園，鮮花絢
麗，清香四溢，空氣清新，悅人心
目。這種營造出來的氣氛既可以助人
解除疲勞，又能使人心安神怡。

　　由於此季節病菌活躍，是傳染病
多發時期。因此，為了保護我們的身
體健康，注意環境衛生也是非常重要
的。環境衛生不僅僅指室內衛生，也
包括室外的衛生，不管是室內還是室
外，一定要把不起眼的角落和陰暗死
角的污垢清掃乾淨。平常可以藉由使
用清潔劑、消毒劑來殺死病菌；家庭
裡保持乾淨和空氣流通；餐具茶具天
天洗，餐前最好是用開水將碗筷沖洗
一下；廚房、衛生間的油煙、臭氣要
排除掉，減少空氣污染。另外，調節
好溫溼度，室內擺放物品時注意溫溼
度的調配。

此季節是一個使人情緒高漲的季節，人們都喜愛到戶外去參加各種運動，只不過根據每個人的身體素質，應當有所選擇地去活動。比如身體虛弱或患有慢性疾病的人，不易做劇烈的運動；老年人與小孩最好不要到人多的地方去活動，以免被傳染上疾病。早晨晨練不易太早，應選在太陽剛出來的時候鍛鍊為宜。運動量不易太大，應以剛出汗為度。避免不適當的運動而破壞人體內外環境的平衡，加速人體某些器官損傷和生理功能失調，進而引起疾病的發生，縮短人的生命。《素問·至真要大論》中說：「謹察陰陽所在而調之，以平為期。」便是說人體應該根據不同時期的陰陽狀況，使「內在運動」也就是臟腑、氣血、精氣的生理運動，與「外在運動」即腦力、體力和肢體運動和諧一致，保持供給和消耗關係的平衡。由於春分節氣平分了晝夜、寒暑，人們在保健養生時也應注意保持人體的陰陽平衡狀態。

由於在這個季節，人體血液也正處於旺盛時期，荷爾蒙分泌也處於相對高峰期，所以容易發生常見的非感染性疾病，如高血壓、月經失調、痔瘡及過敏性疾病等。對於這些非感性疾病我們也應當給予高度的重視，正如《素問·骨空論》中所說：「調其陰陽，不足則補，有餘則瀉。」在情志、運動及飲食上以「虛則補之，實則瀉之」為原則，對身體陰陽的平衡進行調整，從而達到杜絕疾病，強身健體的目的。

運動

一、春分二月中坐功

《遵生八箋》中原文如下：「運主少陰二氣，時配手陽明大腸燥金。坐功：每日丑、寅時，伸手回頭，左右挽引，各六七度，叩齒六六，吐納，漱咽三三。治病：胸臆、肩背、經絡虛勞邪毒、齒痛、頸腫、寒慄、熱腫、耳聾、耳鳴、耳後肩肘臂外背痛、氣滿、皮膚殼殼然不堅而痛，搔癢。」

《春秋繁露·陰陽出入上下篇》上說：「春分者，陰陽相半也。故晝夜均而寒暑平。」春分日陽光直射赤道，晝夜幾乎相等。諺云：「春分麥起身，一刻值千金。」進入春分時節，萬物生長茂盛，身體的功能活動

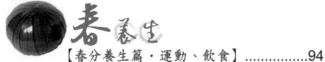

轉向加強。本法以「春分」命名，正是順應這一特點而制定的氣功鍛鍊方法，適宜於春分時節鍛鍊，可於春分時開始，終至清明為止。春季在氣候變化上以風氣變化較大，在人體中以肝氣變化較為突出，肝病較多見。文中所列本法主治病症雖較複雜，但不外乎肝經鬱勢，風邪侵入。肝與腎同居下焦，肝腎同源，肝病及腎，有耳聾、耳鳴等症。採用本功法鍛鍊，有利於對這些病症的防治。

適應病症：腰肩痠麻、肺胃邪毒積蘊、眼珠發黃、口發乾、流鼻血、喉部痛、面部浮腫、嗓音啞、頭悶、牙齦腫痛、目迷鼻塞及皮膚疙瘩等症。

具體方法：每日一點至五點時，盤腿靜坐，運氣調息，雙手握拳，頭頸肩肘向後活動，用力做5、6次，牙齒叩動36次，深呼吸，津液入丹田9次。

二、頭部點按功

適應病症：頭痛、頭暈、偏頭痛。

具體方法：自然站立，雙腳分開與肩同寬，雙臂自然下垂，掌心朝內

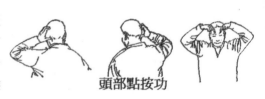
頭部點按功

側，中指指尖緊貼風市穴，拔頂，舌抵上顎，提肛，淨除心中雜念。全身放鬆，用左手大指點按左風池，由下往右前上方點按，按時兩眼輕閉，點按1至2分鐘。然後再用右手大指點按右風池，由下往左前上方點按，點按1至2分鐘。然後兩手食指伸直，指尖朝下，其餘四指向手心回曲，兩食指由前頜向頭兩側掠按，至太陽穴處，正轉6圈反轉6圈為1次，共做6次。

【編按：風池穴位在枕骨之下、第二頸椎兩旁的髮際凹陷處，左右各一穴。】

風池

三、胸部導引功

適應病症：治胸悶。

具體方法：自然站立，雙腳分開與肩同寬，雙臂自然下垂，掌心朝內側，中指指尖緊貼風市穴，拔頂，舌抵上顎，提肛，淨除心中雜念。全身

放鬆，兩眼輕輕閉起來，膝蓋微屈，安靜的站立5分鐘左右，然後意念想由兩乳有兩條線往下沉流，到肚臍為止，連續想5分鐘。

四、意念場療功

適應病症：膽囊炎症。

具體方法：雙腿併攏站立，雙臂自然垂下，兩掌心貼近股骨外側，中指指尖緊貼風市穴，拔頂，舌抵上顎，卻除心中雜念。兩掌心相搓2分鐘，然後兩掌心貼近患處，距離身體約10公分，每次停留10至20分鐘，默念消炎止痛、膽囊暢通。

五、循環歸一功

適應病症：此功可調節人體陰陽平衡、十二經絡氣血暢通、代謝旺盛、百病不生。

具體方法：自然站立，雙腳分開與肩同寬，雙臂自然下垂，掌心朝內側，中指指尖緊貼風市穴，拔頂，舌抵上顎，提肛，淨除心中雜念。全身自然放鬆，兩眼輕輕閉起來，左右手併攏合掌當胸。意念先集中於丹田，然後想膻中穴、左肩井、左曲池、左手外勞宮、左手中指尖、左手內勞宮，過渡到右手內勞宮、右手中指尖、右手外勞宮、右曲池、右肩井、膻中穴，調動陰經、陽經十二經絡，反覆做3次，建立條件反射，溝通經絡，重整氣息，培養真元。

【編按：肩井穴在後背肩膀處中央的位置。曲池穴位於兩肘橫紋外端凹陷處。外勞宮位在手背中央第二、三掌骨之間，左右手各一勞宮穴。內勞宮位於手掌心中央。】

飲食

在此節氣的飲食調養，應當根據自己的實際情況，選擇能夠保持身體功能協調平衡的膳食，禁忌偏熱、偏寒、偏升、偏降的不當飲食，如在烹調魚、蝦、蟹等寒性食物時，其原則必佐以蔥、薑、酒、醋類溫性調料，以防止本菜餚性寒偏涼，食後有損脾胃而引起脘腹不舒之弊；又如在食用韭菜、大蒜、木瓜等助陽類菜餚時常配以蛋類滋陰之品，以達到陰陽互補之目的。在思想上，要保持輕鬆愉快、樂觀向上的精神狀態。在起居方面，要堅持適當運動、定時睡眠、定量用餐，有目的地進行調養，方可達

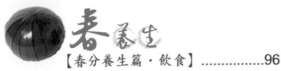
到養生的最佳效果。

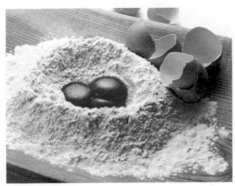

一、食療方

1.酥炸月季花

配方：鮮月季花瓣100克，麵粉400克，雞蛋3個，牛奶200克，白糖100克，精鹽一撮，沙拉油50克，發酵粉適量。

做法：將雞蛋清分離、蛋黃打入碗中，加入糖、牛奶，攪勻後篩抖入麵粉、油、鹽及發酵粉，輕攪成麵糊。蛋清用筷子攪打至起泡後，再兌入麵糊中。花瓣加糖醃製半小時，和入麵糊裡。湯勺舀麵糊於五成熱的油中炸酥。

服法：可做早、晚餐或點心食用。

功效：此方具有疏肝解鬱、活血調經之功效，適用於血瘀之經期延長。月季花有活血調經之功效，可治肝鬱不舒、瘀血阻滯所致的月經不調、胸腹脹痛、煩悶嘔噁等症。

2.白菜綠豆芽飲

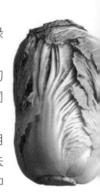

配方：白菜心1個，綠豆芽30克。

做法：白菜心洗淨、切片，綠豆芽洗淨，一同放入鍋中，加水適量。將鍋置武火上燒沸，用文火煎煮15分鐘，濾去渣，稍晾涼，裝入罐中即成。

功效：此飲早晚分服，具有清熱解毒、利溼的功效。適用於帶狀皰疹、發熱發癢較甚者，或伴發熱、頭痛、全身不適等症。

3.百合杏仁粥

配方：鮮百合50克（乾品30克），杏仁10克，粳米50克，白糖適量。

做法：將百合去皮，杏仁去尖，

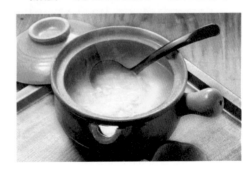

將粳米淘淨,一同放鍋中。加水適量,以武火燒沸,再以文火熬煮至熟,加入白糖攪勻。

功效:此粥早餐食用,可具有養陰潤肺、止咳安神之功效。適用於肺炎後期、乾咳無痰、虛煩少眠、口舌乾燥等症。

4.首烏紅棗雞蛋湯

配方:何首烏24克,紅棗12個,雞蛋2個。

做法:將首烏、紅棗(去核)洗淨。雞蛋煮熟,去殼。把全部用料一起放入鍋內,加清水適量,文火煮30分鐘,調味即可。

服法:隨量飲用,亦可調入蜜糖服用。

功效:具有補養肝血之功效。

5.白燒鱔魚

配方:鱔魚500克,黃酒、蔥白、生薑、食鹽、胡椒粉、植物油各適量。

做法:鱔魚去骨及內臟,洗淨切成寸段備用,鍋內到入植物油,燒至七成熱時,放入鱔魚、蔥、薑,略炒後加入黃酒、食鹽、少量清水,小火燒至熟透撒入胡椒粉即成。

功效:此方具有補虛損、止便血之

功效。對於產後虛贏、痔瘡出血、下痢膿血、臟腑耗損等症療效甚好(無論用何種方法烹飪鱔魚,都不可忘記佐以胡椒)。

6.大蒜燒茄子

配方:大蒜25克,茄子500克,蔥、薑、太白粉、醬油、白糖、食鹽、味精、

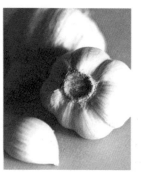

植物油、清湯各適量。

做法:茄子去蒂洗淨,剖成兩瓣,在每瓣的表面上劃成十字花刀,切成長4公分寬2公分的長方形塊(不要切斷)。蔥、薑洗淨切碎,大蒜洗淨切成兩瓣備用。炒鍋置大火上燒熱,倒入植物油待七成熱時,將茄子逐個放入鍋內翻炒見黃色時,再下入薑末、醬油、食鹽、蒜瓣及清湯,燒沸後,用文火悶10分鐘,翻勻,撒入蔥花,再用白糖、太白粉加水調成茨,收汁合勻,加入味精起鍋即成。

功效:此方具有涼血止血、消腫定痛之功效。適用於便血、高血壓、動脈硬化、紫斑等病症。本方

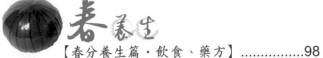

取其茄子甘寒之特性，清血熱、散瘀腫、利水溼、止疼痛，佐以辛溫之大蒜，可暖脾胃、行氣滯、消腹瘕、解邪毒。茄子中所富含的維生素D，能增強血管彈性，防止小血管出血。

7.雪梨紅棗粥

配方：糯米120克，雪梨1個，紅棗30克，葡萄乾30克，白糖適量。

做法：糯米淘洗乾淨，雪梨洗淨、去皮去心、切塊，紅棗洗淨、去核、切丁。鍋內置入適量清水，加糯米、葡萄乾煮至熟後，加雪梨、紅棗，再煮10分鐘後，調入白糖拌勻，盛碗食用。

功效：具清熱滋陰、益氣補血之效，對兒童、婦女、體弱貧血者尤佳。

8.排骨南瓜湯

配方：排骨500克，南瓜500克，薑、鹽、味精各適量。

做法：排骨切塊，下沸水汆一下撈

起。南瓜洗淨、切塊。鍋內置入700克清湯，加排骨、南瓜、薑、鹽、味精後，上籠蒸40分鐘後，取出食用。

功效：具清熱化痰、解渴排毒之效。

9.紫米如意粥

配方：紫米50克，粳米20克，紅棗10枚，龍眼肉10克，桂花糖、冰糖各適量。

做法：紫米、粳米淘洗乾淨，紅棗洗淨、去核。鍋內置入適量清水，加紫米、粳米以旺火煮沸，再加紅棗、龍眼肉，慢慢熬煮至熟後，調入桂花糖、冰糖稍煮拌勻，盛碗食用。

功效：紫米性涼味甘、益氣健脾，紅棗、龍眼肉補益氣血。合用具有健胃和中、補氣養血之效。

10.芫荽透疹粥

配方：粳米75克，芫荽（香菜）50克，嫩豆腐30克，蒜末、薑末、蔥末、鹽、味精、麻油各適量。

做法：粳米淘洗乾淨，芫荽摘洗乾淨、切段，嫩豆腐洗淨、切塊。鍋內置入適量清水，加粳米以旺火

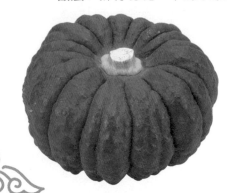

煮沸，再慢慢熬煮至六成熟後，加芫荽、嫩豆腐繼續煮至熟，放入蒜末、薑末、蔥末、鹽、味精，淋上麻油，即可食用。

功效：芫荽性溫味辛，有透疹消食之功效。此方可作為感冒、小兒疹發不暢、消化不良、食物積滯者的保養食品。

藥方

一、防春瘟方

春瘟是現代醫學所說的發生在春天的多種流行性急性傳染病的總稱，如流行性腦膜炎、流行性感冒、流行性腮腺炎、德國麻疹、麻疹等。除了基本的疫苗預防注射外，中醫專家也主張以非藥物性的食物預防「春瘟」為好，現在就介紹幾種非藥物性食療如下：

1.蔥豉湯

配方：蔥白3株、豆豉10克。

做法：蔥白、豆豉加兩杯冷水用小火煎煮，煎至一杯水時止火，待稍涼後一次飲用。

2.參蘇飲

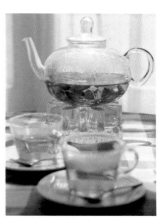

配方：人參、葛根、蘇葉、前胡、雲苓、姜半夏各15至20克，陳皮、桔梗、枳殼、木香、甘草各10至15克。生薑3片、大棗3枚。

服法：可將上述藥材製成散劑、丸劑以沖服、口服，或將藥材稍煎至沸騰後飲服均可。

3.薺菜代茶

配方：薺菜帶根30克。

做法：加水煮後代茶飲。

服法：每日5至6次，4至5天為一療程，間隔幾天再服一個療程。

功效：預防麻疹和流行性腦膜炎。

4.蘿蔔蔥白飲

配方：蘿蔔、蔥白各適量。

做法：取鮮蘿蔔切片，加蔥白、水煮沸後代茶飲用。

服法：早晚各一次，連服4至5天為一療程。

按注：若用生蘿蔔汁加糖，每日早、中、晚各一匙，預防流行性感冒效果更佳。

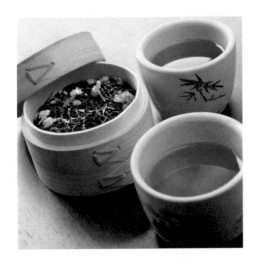

5.鮮荸薺

配方：荸薺15個，石膏15至30克。

做法：荸薺削皮，加石膏、水同煮沸，再加入白糖。

服法：每日1至2次，連服3至4天。

功效：對於預防流行性腦膜炎效果好。

按注：脾虛體弱者不宜久服。

6.綠豆菜心燉

配方：綠豆60克，白菜心3個。

做法：將綠豆煮爛，再加入白菜心，煮至熟後食用。

服法：每日一劑，分2次吃，連服四天。

功效：預防流行性腮腺炎。

7.金銀菊花飲

配方：野菊花、金銀花各6至10克。

做法：加水煎服。

服法：在流行季節裡以此代茶，連服一星期。

功效：對流行性感冒、流行性腮腺炎有一定預防效果。

二、外感風寒方

◎**症狀**：發熱惡風或微惡寒，頭痛，鼻塞流濁涕，咳嗽痰黃，口乾渴，咽喉紅腫疼痛，舌邊尖紅，苔薄黃，脈浮數。

◎**配方**：銀翹散。成分有銀花、連翹、桔梗、薄荷、竹葉、生甘草、芥穗、淡豆豉、牛蒡子、鮮蘆根。

◎**服法**：水煎服，一日兩次。

◎**加減**：鼻塞頭痛明顯者，加蒼耳子、辛夷、白芷；咽痛較重者，加元參、馬勃、板藍根；口渴甚者，加天花粉；熱甚者，加黃芩。

三、小兒水痘驗方

1.水痘方一

配方：葦根9克，桑葉5克，蟬蛻3克，薄荷1克，淡豆豉5克，山梔衣

2克，金銀花6克，連翹6克，紫地丁6克。

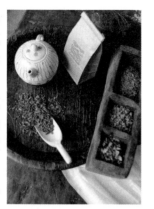

做法：水煎服。此為3歲左右兒童用量。

功效：治水痘。症見水痘初起、發熱、微癢。

加減：若水痘渾濁、周圍紫紅，可酌加板藍根、蒲公英、生地等涼血解毒藥。

2.水痘方二

配方：金銀花6至10克，連翹6至10克，六一散（包）6至10克，車前子6至10克，紫花地丁10至15克，黃花地丁10至15克。

做法：以上藥水煎50至100毫升，分2至3次服，也可煎後外洗患部。

功效：治小兒水痘，症見痘滲發於軀幹、頭面、四肢、掌足心、口腔和眼結膜，另有發熱，伴咳嗽、流涕、咽部充血、腹瀉、口腔潰瘍、舌淡紅苔薄或見白膩苔、舌紅苔薄黃或苔黃膩黃燥而厚，見浮脈、浮數脈、洪數脈。

加減：搔癢者，加蟬衣；發熱無汗者，加荊芥、薄荷；煩熱口渴者，加石膏、知母；痘疹根暈大而色赤者，加赤芍、丹皮；疹色深紅者，加紫草；口舌生瘡者，加黃連、生甘草；大便乾結、舌紅苔黃燥而厚者，加生軍或熟軍；舌紅津少者，加生地、麥冬。

3.水痘方三

配方：蒲公英6克，金銀花10克，紫地丁6克，連翹10克，黃芩5克，蘆根10克，炒梔衣3克，薄荷2.4克，蟬蛻3克，木通3克，滑石10克，甘草3克。

功效：用於水痘出痘期治療。

房事

此節氣春和景明，各種花卉已開放，大地上的一片生機，往往會勃發人的性慾。對於想生育的夫婦，此時不失為最好的時機。以色列醫生內森・羅德沙恩斯基認為，一年四季的變化對人類受孕、懷孕和生育有著明顯的影響，研究發現春天是人類最佳的受孕季節。羅德沙恩斯基等科學家對650位試驗人工受精的婦女進行了4年

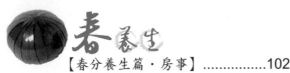
的跟蹤調查，通過調查發現，接受日照時間長短對受孕的成功比率以及胚胎的健康有直接關係。

羅德沙恩斯基醫生指出，從季節方面比較，春天受孕成功的比率最高，其次是夏天和冬天，秋天最低。其原因是春天正是白天明顯變長、陽光充足的季節，婦女多曬太陽有助於受孕。

南朝齊梁時代陶弘景著《養性延命錄》中說：「人生俱捨五常，形法復同，而有尊卑貴賤者，皆由父母合八星陰陽，陰陽不得其時，中也；不合宿，或得其時人，中上也；不合宿，不得其時，則為凡夫矣。合宿交會者，非生子富貴，亦利已身，大吉之兆（八星者，室、參、井、鬼、柳、張、心、斗，星宿在此星，可以合陰陽求子）。月二日、三日、五日、九日、二十日，此是王相生氣日，交會各五倍，血氣不傷，令人無病。仍以王相日，半夜後，雞鳴前，徐徐弄玉泉，飲玉漿，戲之。若合用春甲寅、乙卯，夏丙午、丁未，秋庚申、辛酉，冬壬子、癸酉，與上件月宿日合者，尤益佳。若欲求子，待女人月經絕後一日、三日、五

日擇中王相日，以氣生時，夜半之後施精，有子皆男，必有壽賢明。其王相日，謂春甲乙、夏丙丁、秋庚辛、冬壬癸。凡養生，要在於受精。若能一月再施精，一歲二十四氣施精，皆得壽百二十歲。若加藥餌，則可長生，所患人年少時不知道，知道亦不能信行；至老乃始知道，便已晚矣，病難養也。雖晚而能自保，猶得延年益壽。若少壯而能行道者，仙可其冀矣。」

由此可以看出，古人認為，在不生育的情況下，應當交而不洩，才符合養生法則。在欲得子的情況下，應選擇良辰吉日，這樣不但對夫婦雙方有好處，對將來的孩子也有益處。文中說春天的甲寅與乙卯日是吉日，另外每月的初二、初三、初五、初九和二十日也是吉日，欲得子的夫婦其實不妨按此說法一試，即使不是真的，也可圖個吉利。不過，古人交合是很看重這些吉日的。

欲得子女的夫婦還應該注意一點，就是應當在雙方身體處於最佳狀態中交合，一般來說會使將來的孩子身體健康、聰明伶俐。

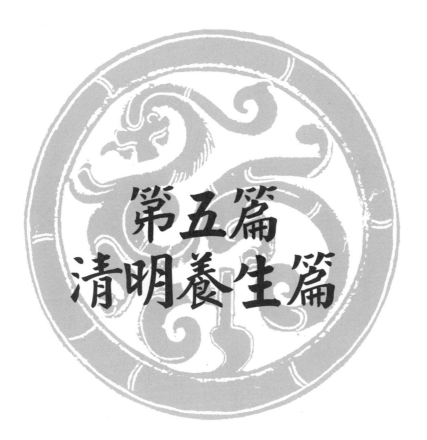

第五篇
清明養生篇

【 節氣諺語 】

清明前好蒔田，
清明後好種豆。

清明風雨若南至，
預報豐年大有收。

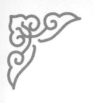

風俗

　　清明時節斗指丁，太陽黃經為15度，時值陽曆4月5日前後。「清明」含意是氣候溫和，草木萌發，杏桃開花，處處給人以清新明朗的感覺。

　　清明三候為：「一候桐始華；二候田鼠化為鴽；三候虹始見。」意即在這個時節先是白桐花開放，接著喜陰的田鼠不見了，全回到了地下的洞中，然後是雨後的天空可以見到彩虹了。

　　在農業社會中，清明是個重要的節氣，古諺有「清明穀雨兩相連，浸種耕田莫拖延」、「清明前後種瓜點豆」、「植樹造林莫過清明」的說法，可見人們的重視。

　　清明，自宋代以來成為人們祭祖掃墓的日子。宋代高菊潤

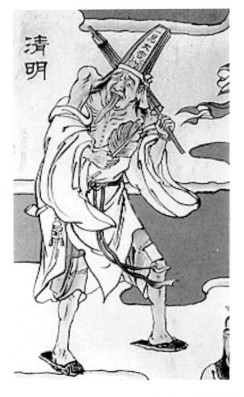

的《清明》詩云：「南北山頭多墓田，清明祭掃各紛然。紙灰飛作白蝴蝶，血淚染成紅杜鵑。日暮狐狸眠塚上，夜歸兒女笑燈前，人生有酒須當醉，一滴何曾到九泉。」清明掃墓，是中國人崇本尊親、慎終追遠之孝道的具體表現，已成了相沿已久的習俗。然而，各地清明雖都有祭祖之習俗，但其祭祖的方式各不相同。

老北京人特別重視清明節，多在清明掃墓，但祭掃儀式並不在清明當天，而是在臨近清明的「單」日舉行。據說，只有僧人才在清明當天祭掃墳塋。清代《帝京歲時記勝》記載：「清明掃墓，傾城男女紛出四郊，擔酌挈盒，輪轂相望。」掃墓時，除了墳前陳列酒食叩頭祭掃外，還需豎紙幡、培新土、燒紙錢。

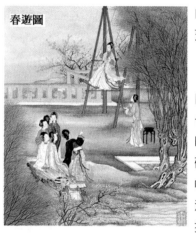
春遊圖

杭州的清明，據明田汝成《西湖遊覽志餘》記載：「是日，傾城上塚，南北兩山之間，車馬雲集，樽酒擔食，山家村店，享浚遨遊，或張幕籍草，並舫隨波，日暮忘返。」這裡描寫的既是上墳又是春遊。

浙南有一個地方，清明那天親朋聚集，家家戶戶都置辦酒席，供客人飲用。不論是否認識，都可以隨意入席，一律受到主人的款待。

台灣的清明，具《台灣縣志》上記載：「清明，祀其祖先，祭掃墳墓，必邀親友同行；婦女亦駕車到山。祭畢，席地而飲，薄暮而還。」

從前人們在上墳的日子，即使遇到大雨，也從不推遲。在祭掃時，剷除雜草，整理墓碑，添加新土，插上紙幡，供奉佳餚，燃香奠酒，然後從長輩到晚輩按次序跪拜。祭後，有的圍坐聚餐飲酒，有的則放起風箏，甚至互相比賽，進行娛樂活動。婦女或者小孩們還要就近折些柳枝，將撒下的蒸食供品用柳條穿起來。

民間還把清明稱為「寒食節」。據說是這一風俗是為了紀念春秋時代晉文公的賢臣介子推。晉文公在外流亡了十九年，在秦穆公的幫助下回國當了國君，他犒賞了當初伴隨他流亡的功臣，唯獨漏掉了介子推。介子推非常鄙視那種爭功討賞的人，他和母親一起到綿山隱居。晉文公想起自己忘記獎賞這個賢臣，便親自去請，介子推背著母親躲進了綿山，晉文公知道他是個孝子，心想如果放火燒山，他定會背著母親出來。於是下令火燒綿山，燒了三天三夜，但仍不見其出

來，火熄後，只見介子推背著老母靠著一棵燒焦的大柳樹根死去了。晉文公把他們母子安葬在綿山，並改綿山為介山，立廟紀念，下令每年從介子推燒死的這天開始的一個月內，全國禁止煙火，家家吃冷食，所以叫寒食節，又叫禁煙節。後來日期由原來的一個月變為十天，最後又變為清明前後的三天內，現在一般將清明這天稱作寒食節。

清明這天還有摘采新柳，製成柳圈，戴在頭上的習俗。在大陸北方地區民諺有「清明不戴柳，紅顏成皓首」、「清明不戴柳，死後變豬狗」的說法，而且從人們把清明稱為「鬼節」的意義上看，插柳、戴柳似有驅邪避煞、消災解禍的作用。其實，清明戴柳的風俗起源很早，正如清人富察敦榮的《燕京歲時記》所云：「至清明戴柳者，乃唐高宗三月三日被撥契於渭陽，賜群臣柳圈各一，謂戴之可免蠆毒。今蓋師其遺意也。」

關於清明插柳的這一習俗，大約起於「青盲日」禁忌，如《臨晉縣志》記：「清明是日，婦女不作生活，曰『青盲日』。」就是說，這天是婦女們的休假日，請放下手裡的活兒；若不然，於視力會大有不利的。對於致盲的禁忌，出現了明目的聯想，且並不全以插柳為媒介。清嘉慶十六年《西安縣志》說，清明「折柳枝插門或簪之，食青豆令人眼明」；清嘉慶十年《長興縣志》亦說，清明食螺，謂之「挑青」，可明目；此外，還說清明日採新茶能明目。

清明門插柳，又有迎接春燕之意。燕是候鳥，春歸北方，所以迎燕說只見於北方。河北的《樂亭縣志》記「插柳枝於戶，以迎元鳥」；《灤州志》記「以面為燕，著於柳枝插戶，以迎元鳥」。其中，元鳥就是燕子。對於北方來說，燕歸來永遠是一件有意義的事。值得說明的是，山西人這天用麵團做成燕子穿在柳條上，插於門戶，稱為「子推燕」。

柳枝辟邪是古老的說法。賈思勰《齊民要術》說：「正月巳，取柳枝著門戶上，百鬼不入家。」清乾隆年間《曲阜縣志》也說：「把清明，插

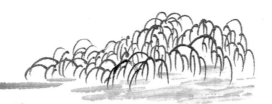
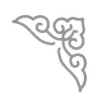

柳於門外，辟不祥。」而清嘉慶年間
刻本《峨眉縣志》則記：清明時婦女
貼勝於鬢，名「柳葉符」。浙江《臨
海縣志》：清明插柳於門，或簪之，
謂之驅「香幾娘」，概指螢蟲云。同
辟邪相近者，是避蛇蟲之說，如河北
《懷來縣志》：「折柳枝插門，謂可
避蛇蟲。」

而關於清明插柳的傳說中，則又
是另一番意思了。相傳古時候，那
些財主老爺們過著花天酒地的生活，
糧食吃不了、霉爛了，就倒在河裡；
而窮人們連肚皮都填不飽，忍饑挨
餓，四處逃荒要飯。這天，土地神到
人間巡查，看見河裡有許多倒掉的霉
爛五穀，於是上天稟報說：「土地長
出的五穀都被人給糟蹋了。」玉皇大
帝聞奏，立即令火光菩薩倒人間去降
天火。這天正是清明節，火光菩薩帶
著火龍火柱，腳踏白雲來到人間，只
見三五成群的人出去討飯。火光菩薩
想：既然把糧食倒在河裡，為什麼這

些人又沒有吃的呢？先看看再
說。於是他就變成個討飯的叫
化子，來到一家窮人門前，那
窮人見他可憐，將端到自己嘴
邊的一碗野菜給他吃。火光菩薩才知
道把五穀倒在河裡的是財主們，便叫
這家窮人轉告貧寒人家：這一天都在
門前插上柳條。這天晚上，財主們的
房屋突然都燃起了熊熊大火，而窮人
人家插了柳條，都平安無事。後來，
人們為了防火避災，每年清明節這一
天，就在門前插上青青的柳條了。

某些地方在清明節必食清明糰
子。清明糰子，也稱清明果，用糯
米粉和青蒿草混合揉成，糰子呈深綠
色。清明果有糖餡，也有用豆腐乾
炒雪裡蕻和春筍、胡蔥等為餡的。又
有不用餡而將青粉製成狗形的，謂之
「清明狗兒」，或放於灶山，或藏於
食櫥，或用小藍懸掛，任其乾燥，至
立夏日，才用薺萊花煮熟給小兒吃，
據說可以不疰夏。其所以做成狗形，
是因為俗話說「三日貓、四日狗」，
貓狗不生病，取其「健而賤」的意
思。而做香粉的青蒿，則是一種芳香
植物，性涼，有消暑、散熱、解毒的
作用。

春養生

此外，盪鞦韆、蹴鞠（鞠是一種皮球，球皮是用皮革做成，球內用毛塞緊。蹴鞠，就是用足去踢球。這是世界上最早的足球運動，正因為如此，足球現已被世界公認是起源於中國）、踏青（又叫春遊，古稱探春、尋春，取義人如花草一樣青翠）、植樹、放風箏、掃墓都是清明時節的風俗活動。

起居

清明是一個重要的節氣，此節氣的養生對身體健康有著重要的意義。此時的天氣，除交節的幾天有可能出現倒春寒的情況，基本上不會再有寒流出現了。只不過多雨也是這一季節的特點，所以說氣溫會隨著降雨而降低，雨過天晴後，氣溫趨向不斷升高。

在八卦中，此時為夬卦，卦象中五陽一陰，可見陽氣已十分充足。有道是否極泰來、物極必返，所以在此節氣中不可對肝臟進補。古人所謂「食酸鹹甜苦，即不得過分食。春不食肝，夏不食心，秋不食肺，冬不食腎，四季不食脾，如能不食，此五臟

萬順天理。」即是在告誡人們，養生中對五臟的食物進補要適中，不可過度。其中所說的「四季不食脾」，指的便是農曆一年中的三月、六月、九月及十二月四個季月，不應對脾進行過度的進補，這只是大致的說法；精確地說，每個季月的最後十八天，才是脾旺的時節。所以說清明節氣中儘管處於三月，但肝臟在此時仍處於極其旺盛的狀態中，所以避免補肝過度才是此節氣養生的重點。

肝屬木，木生火，火為心，所以在此節氣中心臟會過於旺盛，所以這一段時間也是高血壓的易發期，對此要予以高度的重視。高血壓是指體循環內動脈壓持續增高而言，並可傷及血管、腦、心、腎等器官的一種常見的臨床綜合症。該病的發病率是隨著年齡的增長而增加的，高血壓患者冠心病和急性心肌梗塞的發病率也較正常血壓者高出3至5倍。

中醫對高血壓的辨證要點，除觀察血壓變化外，還要對病人眩暈、頭痛等全身症狀進行分析，常見類型有：陰虛陽亢（症狀頭痛頭暈、耳鳴眼花、失眠多夢、腰膝痠軟、面頰潮紅、四肢麻木），肝腎陰虛（症狀頭暈

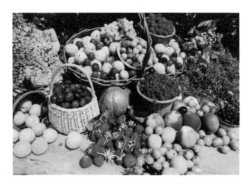

眼花、目澀目乾、耳鳴耳聾、腰痠腿軟、足跟疼痛），陰陽兩虛（症狀頭目昏花、行走如坐舟船、面白少華、間有烘熱、心悸氣短、腰膝痠軟、夜尿頻多、或伴有水腫）。患有高血壓的人在進行養生時，應針對陰陽失調，本虛標實的病理，以調和陰陽，扶助正氣為宗旨，採用綜合調養的方法，如情志調攝，因為本病與情志因素關係密切，在情志不遂，喜怒太過之時，常常影響肝木之疏洩、腎水之涵養。

現代醫學研究亦表明，外界的不良刺激、長時間的精神緊張、焦慮和煩躁等情緒波動，都可導致和加重高血壓病的症狀。因此，在調攝過程中的情志方面，應當減輕和消除異常情志反應，移情易性，保持心情舒暢，選擇動作柔和、動中有靜的太極拳作為首選鍛鍊方式；避免參加帶有競賽性的活動，以免情緒激動；避免做負

重性活動，以免引起屏氣，而造成血壓升高等情形。

其次，旺木傷金，金為肺，所以這一節氣中對呼吸系統疾病也要予以高度的重視才行。此時春暖花開，人們脫去厚厚的冬裝倍感清爽，可令人煩心的是，過敏症也悄悄地隨之而來，令人坐臥不寧。在此提醒有過敏症的朋友特別注意加強「保護」，讓過敏症遠離你。在自然界，花粉是一類主要的致敏原，每當春暖花開之季容易引起花粉過敏的多為種子樹，以枸樹、蓖麻、地膚、法國梧桐居多，這些植物花粉量大體積小，空氣中含量高，在風起的日子更容易傳播，所以春天郊遊時出現花粉過敏者更多。花粉中含有的油質和多糖物質被人吸入後，可被鼻腔黏膜的分泌物消化，隨後釋放出10多種抗體，如果這種抗體和入侵的花相遇，並大量積蓄，就會引起過敏。過敏症狀以流稀涕、鼻塞、打噴嚏、流眼淚為主，同時眼、鼻、耳多處發癢，且發病時難耐痛苦，若進一步可誘發肺炎，不但影響正常的工作和休息，而且嚴重的會有生命危險。

中醫認為，肝是剛臟，易於橫逆

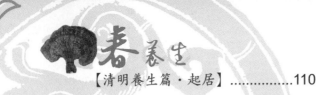

侵犯他臟；肺是嬌臟，易受他臟侵犯。所以這一節氣中，一定要注意肝和肺的保養。

春天本來就是瘟疫易發期，可以說年年都會有傳染性疾病的發生，只不過侵害程度不同而已，比如感冒，可以說人們每天都在受著感冒病毒的傳染，世上每天都會有很多人患有感冒，只是由於死亡率低，所以人們便不怕。一旦肝炎、霍亂及肺炎出現，人們才感到恐怖起來。事實上，根本不用太恐慌，而應該保持一種正確的心態，對抵抗疾病反而有利，因為「春瘟」並不是今天才有的，而是自古以來就存在的。

古人的養生之道在於順應四時，使身體的精、氣、神充盈，認為這樣便可抵禦各種疾病的侵害。而現在社會中，卻有很多病症易發生在青壯年人，如結核病、德國麻疹、麻疹、腎衰竭、糖尿病、花粉過敏症等，這是為什麼呢？其實很簡單，因為現在的青壯年並不「強壯」，身體是極其虛弱的。現在的年輕人不注重養生學，他們的生活不是工作壓力大、體力負荷大，便是生活起居不節制、沒有規律，這樣使身體機能過早衰退，只留下一個青春的空殼，而其真實的體質卻早已衰老了，這樣的「青春」當然不堪疾病一擊了。所以說加強鍛鍊、增強身體素質、提高身體免疫能力，對疾病的預防有著重要的意義。

所以此節氣中儘管「春瘟」流行，但也不可閉門不出，更不可在家中坐臥太久，因為傳統中醫認為「久視傷血，久臥傷氣，久立傷骨，久行傷筋，久坐傷肉。」應當保持樂觀的心情，經常出去到木林河邊散步，多呼吸新鮮的空氣，並進行一些適當的體育運動；保持充足的睡眠，早睡早起；身體要注意經常清潔，尤其是手要勤洗；不可做體力過重的勞動；不可思慮太多，因為身心負荷過重會損傷肺。

《少有經》上說：「少思、少念、少欲、少事、少語、少笑、少愁、少樂、少喜、少怒、少好、少惡，行此十二少，養生之都契也。多思則神殆，多念則志散，多欲則損

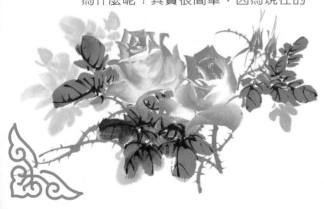

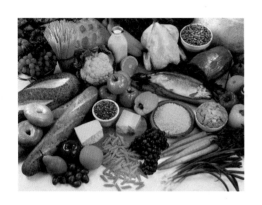

志，多事則形疲，多語則氣爭，多笑則傷臟，多愁則心懾，多樂則意溢，多喜則忘錯亂，多怒則百脈不定，多好則專迷不治，多惡則憔煎無歡，此十二多不除，喪生之本也。無多者，幾乎真人。大計奢懶者壽，慳勤者夭，放散劬咨之異也。田夫壽，膏粱夭，嗜欲少多之驗也。處士少疾，遊子多患，事務繁簡之殊也。故俗人競利，道士罕營。」這可說是養生的致理名言，而對於此一節氣尤為重要。

文中說對錢物大度而適當勞動的人長壽，吝嗇錢財、過度勞苦的人短命，這是因為胸懷寬闊、安逸得當與勞苦儉吝不同的結果；種田的農夫長壽，常吃美味佳餚的人短命，這就是嗜好與慾望對人壽命的影響；有居所的人得病少，到處流浪的人易得病，這是事務繁忙與輕閒造成的區別；所

以世俗的人追求名利，修道的人卻從來不謀取什麼。這是對人之所以長壽的概論，只不過在現今社會，要做到這些是很難的，因為競爭激烈，不費一番腦筋是很難生存下去的，所以只要懂得不過度就可以了。

青少年在春季長得最快。所以強化營養很重要。奶類、蛋類、豆類以及各種新鮮蔬菜、水果、芝麻、棗類、玉米、花生等，力求品種多樣，讓孩子有好胃口。俄羅斯專家觀察，堅持吃野菜的孩子較不吃者平均高出5至10公分之多。科學證明，孩子熟睡時比清醒時生長速度要快3倍，這是因為睡眠時腦垂體分泌的生長激素要比清醒時多，因此，專家建議七至十二歲的孩子每天至少睡11至12小時，七歲內的孩子則應在12小時以上。青少年還要注意經常進行合理的戶外活動。戶外活動增加了孩子接受日光照射的時間，同時通過跑、跳等動作對身體進行刺激，進而加快生長。

這個節氣中還要注意不要感冒，衣著要適當，居室裝飾避免有毒材料，經常通風換氣。旅遊外出時，盡量不到野花叢生的地方，同時應準備一個口罩，以備不時之需。

運動

一、清明三月節坐功

《遵生八箋》中原文如下：「運主少陰二氣。時配手太陽小腸寒水。坐功：每日丑、寅時，正坐定，換手，左右如引硬弓，各七八度，叩齒，納清吐濁，嚥液各三。治病：腰腎腸胃虛邪積滯，耳前勢，苦寒，耳聾，嗌痛，頸痛不可回顧，肩撥，折，腰軟，及肘臂諸病。」

《國語》說：「清明風屬巽，即陽氣上升，萬物至此，齊而巽。」清明，天氣清朗明淨，草木清季蔥籠，是萬物欣欣向榮，奮發向上的時節。本法以「清明」命名，正是順應這一時令特點而制定的氣功鍛鍊方法，適宜於清明時節鍛鍊，可於清明時開始，練至穀雨為止。清明時節人體疾病在經絡方面的表現多在手太陽小腸經。手太陽小腸經起於小指外側端，沿手背、上肢外側後緣，過肘，上行繞肩胛，交肩上，前行入缺盆，絡心，沿食道下膈至胃，下行，屬小腸。其支脈從缺盆沿頸上頰，到目眥處，轉入耳中；另有支脈從頰分出，經眼眶下緣，至目眥內，交於足太陽膀胱經。其主要病症表現為耳聾、目黃、咽痛、下頜及頸部腫痛以致頭不能轉動、肩臂及上肢伸側後緣疼痛等。文中所述本功法主治病症即屬此類，堅持採用本功法鍛鍊，有較好的作用。

適應病症：腰腎腸胃虛邪積滯，畏寒耳聾，咽喉腫痛，頸椎麻木，肩痛臂折，腰痠等雜症。對於高血壓等病引起的頭昏、目眩、胸脅脹滿等症狀亦有很好的療效。

具體方法：每日一點至五點時，盤腿靜坐，運氣調息。先左手朝左側平伸如開弓狀，右手彎曲平胸並用力向右後方向牽拉如拉弓狀，兩手手指各起劍訣（中指、食指平行伸直，大拇指扣於向掌心彎曲的小指、無名指指甲端），頭眼同時朝左轉動並吸氣；繼之復原如預備坐式。隨後，右手朝右平伸出如開弓狀，左手如拉弓狀向左後拉並呼氣，雙手指仍起劍訣，頭眼同時向右轉動。如此交替反覆練功7、8次，然後牙齒叩動36次，調息吐納，津液嚥入丹田9次。

二、勞宮觀想功

適應病症：心臟疾病、頭痛等症。

具體方法：自然站立，雙腳分開與肩同寬，雙臂自然下垂，掌心朝內側，中指指尖緊貼風市穴，拔頂，舌抵上顎，提肛，淨除心中雜念。全身放鬆，意念觀想兩手心勞宮穴。長時間觀想勞宮，可改善上肢軀幹的生理機制，促進手指的各種功能，手指上有很多經絡，手三陰手三陽都通過手指，常言十指連心，故它對心臟疾病、頭痛等症有一定的治療作用。

三、氣海觀想功

適應病症：大腸、小腸、膀胱等部位病症。

具體方法：自然站立，雙腳分開與肩同寬，雙臂自然下垂，掌心朝內側，中指指尖緊貼風市穴，拔頂，舌抵上顎，提肛，淨除心中雜念。全身放鬆，意念觀想腹部正中線臍下1.5吋的氣海穴，可培植達任脈。每次觀想20分鐘，每日觀想早晚2次。

四、脊椎觀想功

適應病症：心臟、肺臟及腰背諸病症。

具體方法：自然站立，雙腳分開與肩同寬，雙臂自然下垂，掌心朝內側，中指指尖緊貼風市穴，拔頂，舌抵上顎，提肛，淨除心中雜念。全身放鬆，意念觀想後背夾脊處。久練此功，能促進脊神經功能，疏通督脈。每次練功觀想20分鐘以上，每天早晚各練1次。

【編按：夾脊位於兩肩夾骨相對於脊椎的部位。】

五、湧泉觀想功

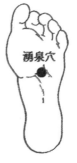

適應病症：高血壓、腎虛等症。

具體方法：自然站立，雙腳分開與肩同寬，雙臂自然下垂，掌心朝內側，中指指尖緊貼風市穴，拔頂，舌抵上顎，提肛，淨除心中雜念。全身放鬆，意念觀想足底前三分之一與後三分之二交點處的湧泉穴。久守此穴可使人進入鬆弛反應狀態，可排除體內病氣，增強氣血的上下通暢。

六、閉氣導引功

適應病症：咳嗽、氣上逆。

具體方法：自然站立，雙腳分開

與肩同寬，雙臂自然下垂，掌心朝內側，中指指尖緊貼風市穴，拔頂，舌抵上顎，提肛，淨除心中雜念。全身放鬆，用鼻子做深細之吸氣，隨吸氣頭慢慢轉向左側，閉氣稍停，兩眼向左凝視，然後慢慢把氣呼出來，再用鼻子做深細之吸氣，隨吸氣頭慢慢轉向右方，閉氣稍停，兩眼凝視後方，再慢慢把氣呼出來，將頭轉回前方預備勢位置。接著同前步驟換方向練習，先頭向右側再隨後向左側慢慢轉動，期間重複進行吸氣、閉氣、目凝視等動作。左右反向各做12次。

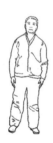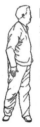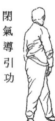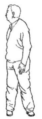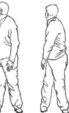

閉氣導引功

七、咳呼導引功

適應病症：咳嗽、逆氣。

具體方法：雙腿併攏站立，雙臂自然垂下，兩掌心貼近股骨外側，中指指尖緊貼風市穴，拔頂，舌抵上顎，卻除心中雜念。端坐全身放鬆，用鼻子做深細勻長之吸氣，吸後閉氣稍停，咳嗽一聲使氣從胸中上衝喉

而出，咳後再呼氣。可反覆做此吸、咳、呼的動作12次或24次，每天早晚各做1遍。

飲食

清明節氣中，不宜食用「發」的食品，如筍、雞等。春季正是冬筍、春筍相繼上市的時節，筍味鮮美，人多喜食，但它性寒，滑利耗氣。《本草從新》說：「虛人食筍，多致疾也。」人有痼疾，其氣多虛。食筍更耗其氣，因虛而益虛，易於發病，每見食筍引起咳嗽，導致咯血、哮喘的復發。雞能動風助肝火，春季正值肝陽上升時節，食雞就易動風助肝火，引起肝木偏亢，每多導致遷延性、慢性肝炎及高血壓等病的復發。可多食些柔肝養肺的食品，如薺菜，益肝和中；菠菜，利五臟，通血脈；山藥，健脾補肺；淡菜，益陰，可以滋水涵木。

可以服一些適時的滋補品，如銀耳，其甘平、無毒，能潤肺生津、益陰柔肝。春升之際，常服銀耳，可以收到柔肝養肺的效果。據現代科學研究顯示，銀耳具有治癌防癌的功效，

能促進肝臟蛋白質的合成。

還有人們熟悉的菊花茶，菊花能疏風清熱，有平肝、預防感冒、降低血壓等作用。現代藥理

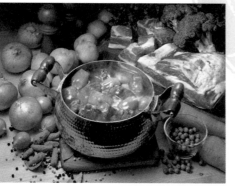

研究認為，它有擴張冠狀動脈、增強心肌收縮力、改變心肌缺血的功用。但是，久服菊花，疏洩太過，又會使肝木失於滋養。菊花可與桑椹同泡茶喝，桑椹有養血柔肝、益腎潤肺的作用，可以收到肝肺同養的效果。

春天，凡有肝陽上亢的老人，特別容易出現頭痛、昏眩，這就是傳統醫學所說的「春氣者諸病在頭」。現代醫學也發現，春天的氣候變化，容易使人血壓增高，出現頭痛、頭暈、失眠的症狀。飲食調攝方面，須定時定量，不暴飲暴食。對形體肥胖者，須減少甜食，限制熱量攝入，多食瓜果蔬菜。對老年高血壓者，應特別強調低鹽飲食，在降低攝鹽的同時，還應增加鉀的攝入，如多食用蔬菜、水果類食品。可以每天吃香蕉或桔子250至500克；或用香蕉皮100克，水煎代

茶，頻頻飲之。因為香蕉含有能降低血壓的鉀離子。

另外，經常食用含鉀的檸檬、梨、綠豆等，對防治高血壓也有益處。還可用芹菜500克水煎，加白糖適量，代茶飲；或用芹菜250克、紅棗10枚，水煎代茶飲；或將生花生米浸泡醋中，7日後，每日早晨空腹服用7至10粒。這些，也均有較好的減壓效果。

胃及十二指腸潰瘍病，也常在春天發作，患者飲食上應避免攝取含肌酸、嘌呤鹼等物質豐富的豬肉湯、雞湯、魚湯、牛肉湯，以及菠菜、豆類、動物內臟和刺激性調味品，因為上述食物能加強刺激胃液分泌的作用與形成氣體產生腹脹，增加胃腸負擔。可採用蜂蜜療法，將蜂蜜隔水蒸熟後，於飯前空腹服用，每日100毫升，分3次服用；也可用新鮮青色捲心菜，洗淨，搗爛，用消毒紗布絞汁，服時稍加溫，每日2次，15天為一療程；或用牛奶250毫升，煮開後調入蜂蜜50克、白芨6克，調勻後飲用。這些

均有養陰益胃之功效。

老年慢性氣管炎也易在春季發作，飲食防治方法是多吃具有祛痰、健脾、補腎、養肺的食物，如枇杷、桔子、梨、蓮子、百合、大棗、核桃、蜂蜜等，有助於減輕症狀。飲食應以清淡為主，禁食海腥、油膩食物，俗話所說的「魚生痰，肉生火，白菜豆腐保平安」是有一定道理的。刺激性食物如辣椒、胡椒、蔥、蒜及過甜、過鹹食物也宜少吃，以免刺激呼吸道，加重病情。

一、食療方

1.銀耳鴨蛋羹

配方：鴨蛋1個，銀耳10克，冰糖適量。

做法：將銀耳用溫水泡開、去雜、洗淨，放鍋中加水煮，煮一段時間後將鴨蛋打入碗中攪勻，倒入鍋中同煮沸，再加入冰糖稍煮，然後盛入碗中即成。

功效：此方可治療因陰虛、肺燥所引起的咳嗽、痰少、咽乾痛等症。

2.絲瓜花蜜飲

配方：絲瓜花10克，蜂蜜15克。

做法：將絲瓜花洗淨，放入茶杯內，加開水沖泡，蓋上蓋，浸泡10分鐘後，倒入蜂蜜拌勻即成。

服法：服用時，揀去絲瓜花不用。趁熱飲用，每日三次。

功效：此方具有清肺平喘之功效。適用於肺熱型支氣管炎、咳吐黃痰、喘息、胸痛、口燥等症。

3.五汁飲

配方：荸薺、梨各150克，藕、蘆葦莖各100克，麥冬20克。

做法：將荸薺去皮，絞汁備用。梨、藕洗淨，絞汁備用。蘆葦洗淨，水煎取汁100毫升備用。另將麥冬水煎，取汁100毫升備用。最後將5種汁液混合即成。

功效：此方具有清熱化痰、生津潤肺之功效。

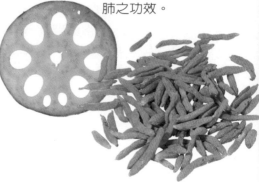

4. 山藥止咳飲

配方：山藥60克，生雞蛋150克，甘蔗汁50毫升，酸石榴汁20毫升。

做法：將山藥去皮、切成薄片，放入沙鍋內加水適量，煎煮30分鐘，稍涼後，過濾取汁。在山藥汁中加入甘蔗汁、酸石榴汁、蛋黃，煮沸即可。

功效：此方具有健脾益肺、滋陰益精之功效。

5. 銀耳茶

配方：銀耳20克，茶葉5克，冰糖20克。

做法：茶水去渣，銀耳泡開加冰糖燉爛，倒入茶汁攪勻即可。

功效：此方具有滋陰潤肺之功效，適用於陰虛久咳、發熱等患者。

6. 家常公雞

配方：嫩公雞250克，芹菜75克，冬筍10克，辣椒20克，瘦肉湯30克，薑、豆瓣醬、白糖、醬油、醋、食鹽、料酒、太白粉、味精、植物油各適量。

做法：雞肉切成小塊，用沸水氽後撈出備用。芹菜切斷，冬筍切細條，辣椒剁碎，薑取其末。太白粉和點水成稠狀，取一半和醬油、料酒、醋、鹽放入同一碗內拌勻成調料；另一半和白糖、味精、高湯調和成粉芡備用。植物油入鍋加熱，先煸雞塊至雞肉變白、水分將乾時，放進冬筍、豆瓣醬、薑、調料等用大火急炒至九成熟，加入切好的芹菜，略炒一會兒，倒入調好的粉芡，隨炒隨攪，至熟起鍋即成。

功效：此方具有溫中補虛、降壓安神之功效。適用於高血壓、冠心病、營養不良及術後恢復期患者食用。

7. 口蘑白菜

配方：白菜250克，乾口蘑（蘑菇）3克，醬油、白糖、精鹽、味精、植物油適量。

做法：白菜洗淨、切成3公分段，口蘑用溫水泡開。油入鍋內燒熱後，將白菜入鍋炒至七成熟，再將口蘑、醬油、糖、鹽入鍋，炒熟後，放入味精攪拌均勻即成。

功效：此方具有清熱除煩、益胃氣、降血脂之功效。適用於高血壓、冠心病、牙齦出血等患者。

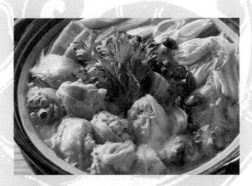

8.雞湯魚捲

配方：鮮魚250克，瘦豬肉30克，雞蛋清、豌豆各10克，火腿8克，冬筍、雞湯、料酒、醬油、鹽、太白粉、味精各適量。

做法：火腿蒸熟、切絲，冬筍切絲，薑、瘦肉剁成末，太白粉和點水調成稠狀。活魚常規處理，剔去骨刺，切成小長方形魚片。肉末加入醬油、半個蛋清、料酒、味精、薑末及一半稠太白粉攪拌成餡，剩下的蛋清與另一半太白粉調成糊狀。把魚平放在案板上，先抹上一層糊，再放上肉餡，把魚片捲起來，再塗上少許糊把魚捲黏住。將雞湯置於旺火燒開，改為小火，將捲好的魚卷下入鍋內氽一下，去掉浮沫使湯清，待魚卷熟後，再把切好的火腿、冬筍和其他佐料加入湯內，燒開即成。

功效：此方具有滋陰潤燥、清熱利

溼之功效。對於高血壓、冠心病、腦血管病、慢性腎炎、消化不良等患者都很適宜。

9.枇杷葉粥

配方：批把葉10至15克（鮮者30至60克），粳米50至100克，冰糖少許。

做法：先將枇杷葉用布包入煎，取濃汁後去渣，或將新鮮枇杷葉刷盡葉背面的絨毛，切細後煎汁去渣。入粳米煮粥，粥成後入冰糖少許，煮成稀粥。

功效：此方清肺、化痰、止咳、降氣。適用於肺熱咳嗽、咳吐黃色膿性痰，或咳血、衄血，以及胃熱、嘔吐、呃逆。

10.百合粥

配方：百合60克，白米250克，白糖100克。

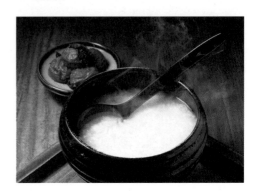

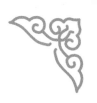

做法：將米淘洗乾淨，放入鍋內，再放入洗淨的百合，加水適量。將鍋置旺火上燒沸，再改用文火煨熬，待百合與米熟爛時，加入白糖伴勻即成。

服法：服用時，每日食3至5次，吃百合喝粥。

功效：此方具有潤肺止咳、清心安神之功效。適用於肺癆久咳、咳痰咯血、虛煩驚悸、神志恍惚等症。

11. 枇杷銀耳湯

配方：新鮮枇杷150克，銀耳10克，白糖適量。

做法：將銀耳用冷水浸泡開來、清洗乾淨，放入碗內加少量水，上籠蒸至銀耳黏滑為熟。選取新鮮枇把，剝去皮，挖去籽，切成小片待用。洗淨鍋子，放清水燒開，先下蒸好的銀耳，燒滾後再放入枇杷片和白糖拌勻，盛入湯碗中即可食。

功效：此方可治療肺熱傷陰、肺燥咳嗽、咯痰不爽、肺結核等病症。

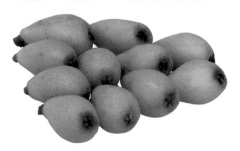

12. 溫拌海蜇

配方：海蜇250克泡水漲發，香菜、白菜、香油、醬油、醋適量，芥末醬30克。

做法：海蜇洗淨、切細絲，白菜切細絲，香菜切段。海蜇、白菜、香菜燙一燙後放入大碗中，芥末醬加開水攪勻後拌入碗中，加蓋醃製十幾分鐘。以勺將香油燒熱，加醬油、醋烹，隨後均倒入盛海蜇的碗中，再加點芥末拌勻，即可食用。

功效：此方對高血壓很有療效。

藥方

一、小兒上呼吸道感染

1. 荊芥石膏茶

配方：荊芥穗9克，生石膏30克，知母9克，山藥9克，金銀花9克，蘆根24克，甘草3克。

做法：藥品放入砂鍋內，加水1000毫升煎沸20分鐘，取汁倒入茶杯，待溫後代茶飲用。

服法：每日1劑，連服3至7日病可痊癒。

功效：適於冬、春季小兒病毒性上呼吸道感染，發燒時間長、咽充血

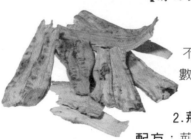

不明顯、白血球指數不高者飲用。

2.荊芥生地茶

配方：荊芥穗、生地、元參、知母、黃芩、連翹、板藍根各9克，薄荷、桔梗、竹葉各3克，生石膏18克。

做法：將上藥放入砂鍋，加水1500毫升，煎沸20分鐘，取汁倒入茶杯，待溫代茶飲用。

服法：每日1劑，分3次飲服，連服3至8日痊癒。

功效：適於細菌性呼吸道感染、扁桃腺炎、咽炎、白血球指數增高者飲用。

二、急性上呼吸道感染

由病毒或細菌引起的鼻、鼻咽或咽喉等局部性急性炎症的總稱。起病較急，輕者僅有一些上呼吸道炎症反應，如打噴嚏、鼻塞、流清涕等，重者伴畏寒、發熱、頭痛、乏力等。如無併發症，1至7日內症狀消退，7至10日痊癒。冬、春季發病較多，可繼發支氣管炎、鼻竇炎、腎炎、風溼熱等。參考藥方有：

◎**雙解散**：柴胡、黃芩、銀花各10克，甘草6克，蒲公英、板藍根各24克，知母、連翹、青蒿各15克，大黃6克（後下）。以水煎服，每日1劑。適用於症狀較重、體溫較高者。

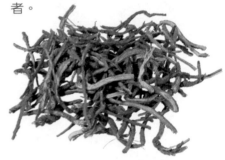

◎**荊銀湯**：荊芥、防風各10克，銀花、連翹各15克，杏仁、柴胡、甘草各12克，蒲公英、牛蒡子各20克。以水煎服，每日1劑。

◎**生薑糖**：生薑3片，大棗5枚，紅糖適量。煎湯，頻飲，使汗微出。

◎**銀花茶**：銀花30克，甘草10克，生薑3至5片。煎湯，代茶頻飲。

房事

詩云「春宵一刻值千金」，相愛的人們對溫馨的春夜分外珍惜，總是想盡辦法創造一個溫柔寧靜的氣氛，然後共渡愛河。然而，春夜也不宜熬得太晚，尤其是性生活，最好不要安

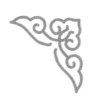

排在後半夜。

　　《修齡要旨》中說：「切忌子後行房，陽方生而頓滅之，一度傷於百度。大怒交合成癰疽，疲勞入房，虛損少子，觸犯陰陽禁忌，不惟父母受傷，生子亦不仁不孝。」便是告誡人們不可在夜裡十一點以後性交。古人認為子時以後進行房事，會損傷體內剛剛生長的陽氣，對身體有很大損害，並且認為這種損害相當於一百次性生活對身體的損害。從現代生活來考量，熬夜太晚，往往會影響第二天的精力，所以熬夜也是不可取的。並且人的深層睡眠時間一般都在下半夜，所以熬夜太晚也會擾亂人的生理時鐘，造成神經功能紊亂。文中認為大怒交合、疲勞交合不但會使身體虛損而降低生殖能力，如果再不注意交合時適當選擇時間、地點等禁忌，則受害的不單是進行性生活的夫婦，還會使生下的孩子不仁不孝、壽命短促。其實這也不是危言聳聽，因為現代科學已經證明，不良情緒、不良體質、不良天氣及不良環境下的受孕，確實不利於後代的健康。

　　暮春時節，往往也會引發少男少女們春懷萌動、情竇初開。故此在

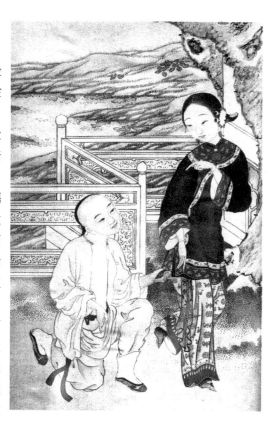

這裡奉勸初戀的少男少女們，盡量不要過早發生性行為，因為過早的性交對身體沒有完全發育成熟的未成年人會有很大傷害，其原理亦同「子後行房」的道理一樣。此時正是少男少女們發育最快的時期，一年中此時身高增長得最快，少男少女們的身體正如子時人體初生的陽氣一樣，會讓性生活影響到身體的正常發育。

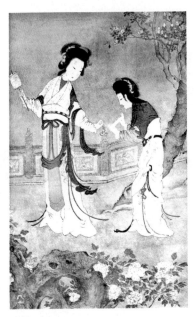

精已離宮，定有真精數點，隨陽之萎而溢出，如火之有煙熖，豈能復返於薪哉！」便是告誡人們交合太早、老不禁房及交接無度的害處。《壽世保元》也提出：「男子破陽太早，則傷其精氣；女子破陰太早，則傷其血脈。」的觀點。

所以情竇初開的少男少女們，在此節氣中要培養積極向上的意識，把精力集中在學習上，對異性交往應該有一個健康的認識，盡量不要讓性過早地擾亂你的生活。

《勿藥元詮‧色慾傷》中說：「男子二八而天癸至，女子二七而天癸至，交合太早，斲喪天元，乃夭之由；男子八八而天癸絕，女人七七而天癸絕，精血不生，入房不禁，是自促其壽算。人身之血，百骸貫通，及欲事作，撮一身之血，至於命門，化精以洩。夫精者，神倚之如魚得水，氣依之如霧覆淵，不知節嗇，則百脈枯槁，交接無度，必損腎元。外雖不洩，

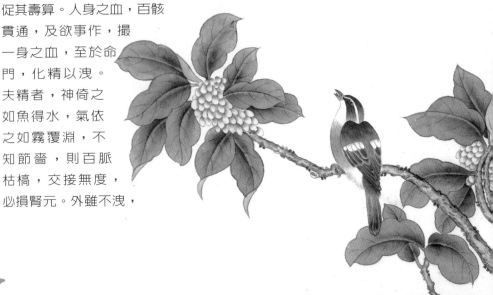

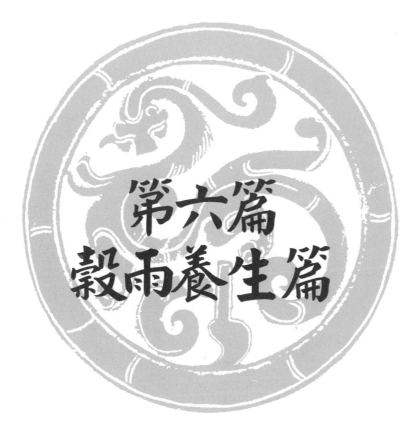

第六篇
穀雨養生篇

【節氣諺語】

穀雨相逢初一頭，
只憂人民疾病愁。

做天難作穀雨天，稻要溫暖麥要寒；
種田郎君盼時雨，採桑娘子望天晴。

春養生

風俗

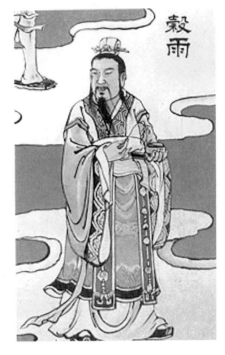

穀雨時節斗指癸，太陽黃經為30度。時值陽曆的4月20日前後。穀雨有「雨水生百穀」的意思，是二十四個節氣中的第六個節氣，也是春季的最後一個節氣。

穀雨三候為：「第一候萍始生；第二候鳴鳩拂其羽；第三候為戴任降於桑。」是說穀雨後降雨量增多，浮萍開始生長，接著布穀鳥便開始提醒人們播種了，然後是桑樹上開始見到戴勝鳥。

每年到這個時候，都會降下綿綿的細雨來，而且此期為梅子成熟時，所以也有人稱這時候的雨為「梅雨」。自穀雨節起，是農事忙碌的開始。穀雨後的氣溫回升速度加快，從這一天起，雨量開始增多，其豐沛的雨水使初插的秧苗、新種的作物得以灌溉滋潤，五穀得以很好地生長。池塘裡的浮萍開始滋生，桑樹也長出了翠綠的新葉，正是養蠶人家開始忙碌的時候。此時，春茶也在這時節的前後開始採收，丘陵地處處可見汗流滿面的茶農們在辛勤地忙著採茶，茶農家裡忙著制茶。正所謂「陽春三月試新茶」，據說穀雨採摘的新茶，具有生津止渴、消暑清熱、祛病延年的功效。又有些南方地區在穀雨前採茶，細者如雀舌，曰「雨前茶」；並種植棉，民間有「要得棉，穀雨前」之諺。

穀雨時，洛陽牡丹開花。在江南，牡丹花俗稱穀雨花，有「穀雨三朝看牡丹」之諺。凡有花之處，皆有仕女遊觀，也有在夜間垂幕懸燈、宴飲賞花的，號曰「花會」。清代顧祿《清嘉錄》云：「神祠別館築商人，穀

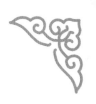

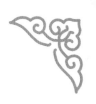

牡丹圖

雨看花局一新。不信相逢無國色，錦棚只護玉樓春。」

每年4月20日，是山東沿海一帶的漁民節，該節起源於穀雨節，是在穀雨這天沿海的漁民祈求海神保佑出海平安、魚蝦豐收，已有二千多年的歷史，到清朝道光年間易名為漁民節。而今富裕起來的漁民，會在穀雨這天隆重舉行「祭海」活動，向海神娘娘敬酒，然後揚帆出海捕魚。

穀雨通常在農曆三月，已屆暮春，穀雨之後便要立夏了。湖北《興山縣志》：「每歲三四月，里民……門首各貼符字，又紙糊船焚送於水，謂之『化龍船』，可以收瘟攝毒。」這已是著眼於夏季的風俗。

在山東、陝西地區的人家會貼厭蠍符於牆壁上，認為可除毒蟲，符上書咒曰：「穀雨日，穀雨晨，奏請穀雨大將軍。茶三盞，酒三巡，逆竭千里化為塵。」

舊時，山西臨汾一帶穀雨日畫張

天師符貼在門上，名曰「禁蠍」。陝西鳳翔一帶的禁蠍咒符，以木刻印製，可見需求量是很大的。其上印有：「穀雨三月中，蠍子逞威風。神雞叼一嘴，毒蟲化為水……」畫面中央雄雞銜蟲，爪下還有一隻大蠍子，畫上印有咒符。雄雞治蠍的說法早在民間流傳，神魔小說《西遊記》第五十五回裡，孫悟空豬八戒敵不過蠍子精，觀音也自知近他不得，只好讓孫悟空去請昂日星官，結果馬到成功。昂日星官本是一隻雙冠子大公雞，書中描寫昂日星官現出本相恫j公雞，對著蠍子精叫一聲，蠍子精即時現了原形，是個琵琶大小的蠍子；大公雞再叫一聲，蠍子精渾身酥軟，死在山坡。山東民俗也禁蠍，清乾隆六年《夏津縣志》記：「穀雨，硃砂書符禁蠍。」「禁蠍」的民俗反應了人們驅除害蟲及渴望豐收平安的心情。

過去在山西運城、臨汾一帶的民俗中，還有農曆四月初一以牛圖畫及皂角葉裝飾門戶的習俗。清代乾隆年間《曲沃縣志》：「四月朔日，貼畫牛，簪皂角葉，以禳瘟。」有趣的是清代山西《翼城縣志》記此俗，說這是「關壯繆侯破蚩尤之日」。1929年的《翼城縣志》記此民俗，較為詳盡：

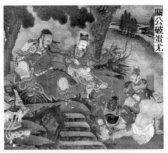

「初一日，相傳為關壯繆侯破蚩尤之日。人多於門旁插皂角葉，黏印牛於門楣，或以色布作三角式，用線串之，間以枯蒜梗令小兒佩帶，殆皆避瘟之意歟。」

這是富有地域特色的民俗。關壯繆侯即關羽，運城解州人，蚩尤則是上古神話人物。神話故事裡蚩尤戰黃帝，雙方戰得黑天昏地，蚩尤戰敗，付出了血的代價。《山海經》說，蚩尤棄其浸血的桎梏，化為楓樹林。北宋《夢溪筆談》說：「解州鹽澤，方百二十里。久雨，四山之水悉注其中，未嘗溢；大旱未嘗涸。鹵色正赤，在版泉之下，俚俗謂之『蚩尤血』。」

兩個與這一方大地相關聯的人物，還被裝入同一傳說。《三教源流搜神大全》中說：宋真宗時，解州鹽池災變。城隍托夢，說是「鹽之患乃蚩尤也。往昔蚩尤與軒轅帝爭戰，帝殺之於此地鹽池之側。」張天師則推薦關羽討蚩尤，關羽對宋真宗說：「先令解州管內戶民三百里內，盡閉戶不出，三百里外盡告示行人，勿

得往來，待七日之期，必成其功，然後開門如往。恐觸犯神鬼，多致死亡。」宋真宗從之，詔告解州居民悉知。幾天裡，大風陰暗，白晝如夜，雲空似有鐵馬金戈之聲，到後來鹽池真的水清如初。

清代袁枚的志怪小說《子不語》記此傳說，又添枝蔓，續出張飛來：鹽池之水熬不出鹽，關羽托夢說：「鹽池為蚩尤所據，故燒不成鹽；蚩尤我可制之，蚩尤妻名梟，只有張飛能擒服。」人們依夢，在關公廟裡新塑張飛像，次日取水煮鹽，成者十倍。

關羽、蚩尤的傳說，正可引為對這一帶四月初一風俗的詮釋。1920年《虞鄉縣志》也記：「俗傳宋時蚩龍作祟，鹽池水涸。關帝率神兵討之，令神兵各戴皂葉以為標記。蚩尤亦令妖兵頭戴槐葉，意圖混亂。及至日午，槐葉盡乾，卒為所破，池水如初。」皂葉、槐葉的精彩細節，體現了民間文學的創造力。

起居

穀雨節氣後降雨增多，空氣中的溼度逐漸加大，此時我們在調攝養生中不可脫離自然環境變化的軌跡，通過人體內部的調節使內環境（體內生理變化）與外環境（外界自然環境）的變化相適應，保持正常的生理功能。《素問·保命全角論》說：「人以天地之氣生，四時之法成。」這是說人生於天地之間，自然界中的變化必然會直接或間接地對人體的內環境產生影響，保持內、外環境的平衡協調，是避免及減少發生疾病的基礎。因此，在調攝養生時要考慮穀雨節氣的因素，針對其氣候特點有選擇地進行調養。

穀雨節氣以後是神經痛的發病期，如肋間神經痛、坐骨神經痛、三叉神經痛等等。這裡提醒朋友們一旦發病不要緊張，可根據不同的病因，對症治療。

就肋間神經痛而言，多為臨床常見的一種自覺症狀，表現為一側或兩側脅肋疼痛，中醫將其稱為「脅痛」。《靈樞·五邪》上說：「邪在肝，則兩脅中痛。」《素問·臟氣法時論》又說：「肝病者，兩脅下痛引少腹。」從病因病機上講，肝位於脅部，其脈分布於兩脅，故肝臟受病，往往出現脅痛的症狀。且肝為風木之臟，其性喜調達，惡抑鬱，如遇情志鬱結，肝氣失於疏洩，絡脈受阻，經氣運行不暢，均可發為脅痛。若肝氣鬱結日久，氣滯產生血瘀，或因跌撲閃挫引起絡脈停瘀，也可導致血瘀脅痛。不論屬於何種病因，其根本都與肝氣不舒有關，因此在治療上都離不開疏肝行氣，活血通絡的原則。

坐骨神經痛是指在坐骨神經通路及其分布區內的疼痛而言，多表現在臀部、大腿後側、小腿踝關節後外側的燒灼樣或針刺樣疼痛，嚴重者痛如刀割，活動時加重。本病屬傳統中醫學的「痺證」範疇，痺有閉阻不通的含義。其病因不外乎風、寒、溼邪侵襲經絡，致使該經氣血痺阻不暢所致。根據

臨床症狀不同，可分為四種類型：感受風邪為主的，疼痛呈遊走性者，稱為行痺；感受寒邪為主的，疼痛劇烈者，稱為痛痺；感受溼邪為主，表現痠疼、麻木、困重者，稱為著；發病急劇，伴有發熱症狀者，稱為熱痺。凡是患上坐骨神經痛者，都應根據上述四型，辨證施治，以疏通經絡氣血的閉滯，袪風、散寒、化溼使營衛調和而痺病得解。

三叉神經痛是面部特定的部位出現陣發性、短暫性劇烈疼痛，多發生於面部一側的額部、上頜或下頜部，疼痛常突然發作，呈閃電樣、刀割般難以忍受。該病的發病年齡多在中年以後，女性患者較多。其病因多為感受風寒之邪，客於面部經絡，致使經絡拘急收引，氣血運行受阻，而突然疼痛。《素問·舉痛論》說：「寒氣入經而稽遲，泣而不行，客於脈外則血少，客於脈中則氣不通，故卒然而痛。」另有肝氣鬱結，鬱而化火，飲食不節，食滯生熱，肝胃之火上衝於面，以及素體陰虛，房勞傷精，致陰虛火旺而導致本病的發生。此外，牙、口腔、耳鼻等疾病都能誘發本病。在施治過程中，要究其病因、辨其病症。對感受風寒者，要以疏通氣血為主；肝胃鬱火者，以瀉肝胃之火；陰虛火旺者，應以滋陰降火之法。針灸對該病有較好的治療效果。

春天肝木旺盛、脾衰弱，可是在穀雨的十五天及清明的最後三天中，脾卻處於旺盛時期，故順應四時的養生原則應多做些體育運動，並可適當進行輕補，但不宜過度，所以古人有「四季不食脾」的說法。此時肝腎處於衰弱狀態中，所以應注意加強對肝腎的保養。調養情志，保持心情的愉悅，惜精嗇神，節制房事，對身體會有很大好處。脾的旺盛會使胃強健起來，使消化功能處於旺盛的狀態中。其實人體在每個季節交替的前十八天內，都會處於這種狀態中，消化功能旺盛有利於營養的吸收，使身體能夠適應下一季節的氣候變化。可是飲食不當卻極易使腸胃受損，所以這一時期也是胃病的易發期。

胃病一般是指慢性胃炎與消化道潰瘍而言。慢性胃炎由於疾病進展

慢，得不到人們足夠重視，往往使病情惡化。消化道潰瘍一般是指胃、十二指腸出現組織缺損，而引起胃炎的各種因素都是潰瘍形成的直接或間接原因。

慢性胃炎常常表現為上腹部不適、燒灼感、食慾不振、口苦、倦怠、消瘦、貧血、頭暈等。如果有規律性反覆發作的上腹痛，伴有泛酸、噁心、嘔吐，並出現嘔血、柏油樣便，那就說明是得了胃十二指腸潰瘍。

如有上述症狀，應及時求醫就診。通過現代醫學檢查，胃病不難確診，根據不同類型的表現，可採取對症治療或對因治療的措施。關於慢性胃炎與胃十二指腸潰瘍的治療，方法很多，消除病因是治療的關鍵，如戒菸、戒酒、不暴飲暴食、不飢餓無度、少吃多餐和避免食用對胃有刺激的食物和藥物等。中藥中有許多藥對治療胃病是行之有效的，也可以運用中醫辨證施治理論，根據患者的體質、年齡、發病季節、體徵、症狀等靈活用藥，效果更為滿意。

穀雨節氣中雨水較多，但也有一段時間處於乾旱之中，所以風瘟、眩暈、癬瘡等症也極易發生。總之注意調養情志，合理飲食，加強身體鍛鍊，就會減少疾病的發生。

運動

一、穀雨三月中坐功

《遵生八箋》中原文如下：「運主少陰二氣。時配手太陽小腸寒水。坐功：每日丑、寅時，平坐，換手左右舉托，移臂左右掩乳，各五七度，叩齒，吐納，漱咽。治病：脾胃結瘕瘀血，目黃，鼻鼽衄，頷腫，肘臂外後廉腫痛，臂外痛，掌中熱。」

《禮記正義》：「謂之穀雨者，謂物生清靜明潔。」穀雨前後一般天氣較暖，雨量也較以前增加，生物生長也較以前旺盛。本法以「穀雨」命名，正是順應這一時令特點所制定的氣功鍛鍊方法，適宜於穀雨時節鍛鍊，可於穀雨時開始，練至立夏為止。

《素問·氣交變大論》說：「歲木太過，風氣流行，脾土受邪。民病

飧洩食減，體重煩冤，腸鳴腹支滿，上應歲星，甚則忽忽善怒，眩冒巔疾，……反脅痛而吐甚。」在自然界風氣偏勝的春季，人體的肝氣也相應偏盛，「氣有餘則制已所勝」，肝氣偏盛，則必然傳之於脾，使脾土受邪發病。文中所述本法主治病症有「脾胃結瘕」之說，即由乎此。其所列病症，大多是屬於手太陽小腸經的病變，這是因其時配手太陽寒水而致。《靈樞·經脈第十》說：「小腸手太陽之脈……是動則病嗌痛，頷腫，不可以顧，肩似拔，似折。是主液所生病者，耳聾，頰腫，頸頷肩肘臂外後廉痛。」採用本功法鍛鍊，對此有較好的防治作用。

適應病症：脾胃損傷瘀血，眼珠發黃、流鼻血、下頷腫痛、手臂外側等部位腫痛，掌心發熱等症。

具體方法：每日一點至五點時，盤腿靜坐，運氣調息，然後閉氣，左手用力上舉，另一隻手移至胸前按住乳頭，緩慢呼氣後，閉氣，再換右手用力上舉，另一隻手移至胸前按住乳頭。如此反覆做5至7次，然後牙齒叩動36次，調息吐納，津液嚥入丹田9次。

二、盤坐導引功

適應病症：嗜睡，精神不振。

具體方法：自然盤坐，上身正直，全身放鬆，兩手垂於兩大腿外側，全身放鬆，左手抓住右腳，右手抓住左腳，向兩側用力拉6次。然後兩臂交叉，兩手由兩大腿內側伸入，左手抓住左腳，右手抓住右腳，用力向後拉6次。

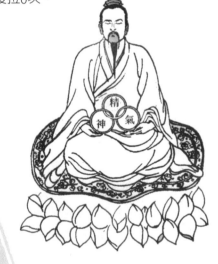

三、六字訣養生功

六字訣是一種吐納法，它是通過「呵、呼、呬、噓、嘻、吹」六個字的不同發音口型、唇齒喉舌的用力不同，以牽動不同臟腑經絡的氣血運行。

預備式為兩足開立，與肩同寬，頭正頸直，含胸拔背，鬆腰鬆胯，雙膝微屈，全身放鬆，呼吸自然。呼吸則採用腹式呼吸，先呼後吸，呼時讀字，同時提肛縮臀，體重移至足跟。調息為每個字讀6遍後調息一次，以稍事休息，恢復自然。

（一）噓字功平肝氣

噓，讀「ㄒㄩ」。口型為兩唇微合，有橫繃之力，舌尖向前並向內微縮，上下齒有微縫。

呼氣唸噓字，足大趾輕輕點地，兩手自小腹前緩緩抬起，手背相對，經脅肋至與肩平，兩臂如鳥張翼向上、向左右分開，手心斜向上。兩眼反觀內照，隨呼氣之勢盡力瞪圓。呼氣盡吸氣時，屈臂兩手經面前、胸腹前緩緩下落，垂於體側。再做第二次吐字。如此動作6次為一遍，作一次調息。

噓字功可以治療目疾、肝腫大、胸脅脹悶、食慾不振、兩目乾澀、頭目眩暈等症。

（二）呼字功培脾氣

呼，讀「ㄏㄨ」。口型為撮口如管狀，舌向上微卷，用力前伸。

呼字時，足大趾輕輕點地，兩手自小腹前抬起，手心朝上，至臍部，左手外旋上托至頭頂，同時右手內旋下按至小腹前。呼氣盡吸氣時，左臂內旋變為掌心向裡，從面前下落，同時右臂迴旋掌心向裡上穿，兩手在胸前交叉，左手在外，右手在裡，兩手內旋下按至腹前，自然垂於體側。再以同樣要領，右手上托，左手下按，作第二次吐字。如此交替共做6次為一遍，做一次調息。

呼字功治腹脹、腹瀉、四肢疲乏、食慾不振、肌肉萎縮、皮膚水腫等脾經疾患。

（三）嘻字功理三焦

嘻，讀「ㄒㄧ」。口型為兩唇微啟，舌稍後縮，舌尖向下。有喜笑自得之貌。

呼氣唸嘻字，足四、五趾點地。兩手自體側抬起如捧物狀，過腹至兩乳平，兩臂外旋翻轉手心向外，並向頭部托舉，兩手心轉向上，指尖相對。吸氣時五指分開，由頭部循身體兩側緩緩落下並以意引氣至足四趾

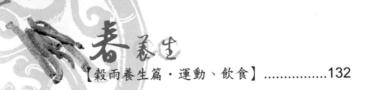
端。重複6次，調息。

噓字功治由三焦不暢而引起的眩暈、耳鳴、喉痛、胸腹脹悶、小便不利等疾患。

六字訣全套練習每個字做6次呼吸，早晚各練3遍，日久必見功效。

四、腳部保健功

適應病症：腹脹、傷食。
具體方法：坐在沙發上或椅子上均可，用左手搬自己左腳放在右腿上用右手心用力摩擦左腳心上半部，一上一下為一次，共搓108次。然後再將右腳放左腿上，用左手用力摩擦右腳心上半部108次。

五、放鬆入靜功

適應病症：此功法可滋陰補腎，使濁氣下降，清氣上升，能調理神經，治神經衰弱、煩躁不安、胸悶、氣管炎、高血壓失眠等症。
具體方法：仰臥，全身放鬆，頭枕在高低適度的枕頭上，兩腳與肩同寬，兩手放身體兩側大腿旁邊，手心向下，輕輕閉起眼睛。意想頭頂放鬆，兩耳朵放鬆，兩肩放鬆，兩手上臂放鬆，兩手下臂放鬆，兩手掌放鬆，兩手指放鬆，然後再想頭頂放鬆，臉部放鬆，腹部放鬆，會陰部放鬆，兩大腿放鬆，膝蓋放鬆，小腿放鬆，腳面放鬆，大腳趾、二腳趾、三腳趾、四腳趾、小腳趾依次放鬆，腳心放鬆，兩腳好像浸泡在溫水中內（夏天意想兩腳浸泡在涼水裡），最後連續默唸：「全身放鬆」三遍（此功站、坐、臥都能練習）。

六、百會觀想功

適應病症：頭痛、頭暈，以及提高記憶思維功能。
具體方法：自然站立，雙腳分開與肩同寬，雙臂自然下垂，掌心朝內側，中指指尖緊貼風市穴，拔頂，舌抵上顎，提肛，淨除心中雜念。全身放鬆，觀想前後髮際連線與兩耳尖連線之交點處的百會穴。長時間觀想可增強大腦生理功能，促進大腦氣血之供應。

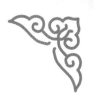

七、照胃運趾功

適應病症：消化不良。

具體方法：自然站立，雙腳分開與肩同寬，雙臂自然下垂，掌心朝內側，中指指尖緊貼風市穴，拔頂，舌抵上顎，提肛，淨除心中雜念。兩手掌相互摩擦至熱，兩手心對正胃部，距離約10公分，十個腳趾同時抓地，每次做10分鐘。每次飯後1小時做此功，效果顯著。

八、照截瘧穴功

適應病症：胸肋串痛。

具體方法：自然站立，雙腳分開與肩同寬，雙臂自然下垂，掌心朝內側，中指指尖緊貼風市穴，拔頂，舌抵上顎，提肛，淨除心中雜念。全身放鬆，屈膝下蹲，兩掌合掌當胸，兩眼似閉非閉，神視兩掌中指尖，站5分鐘後，兩掌分開對正截瘧穴，掌心距離胸部10公分，照20分鐘。

【編按：截瘧穴位置位於胸部，從左右乳直下四吋處，左右各一穴。】

九、點按額中功

適應病症：鼻竇炎，面神經炎。

具體方法：端坐於椅子上，兩腳分開與肩同寬，大腿與小腿呈90度角，軀幹伸直，全身放鬆，下頜向內微收。全身放鬆，用手中指點按額中穴108次，每天早晚各點按1遍。

【編按：額中穴位置在頭額正中線，由兩眉至髮際下三分之一處。】

飲食

此節氣中人的消化功能正處於旺盛時期，所以正是使身體受到補益的大好時機，不過不能像冬天一樣進補，而應適當食用一些具有補血益氣功效的食物，這樣不但可以提高身體素質，抵抗春瘟，而且還可以為安度盛夏打下基礎。

一、食療方

1.參蒸鱔段

配方：鱔魚1000克，黨參10克，當歸5克，熟火腿150克，食鹽、紹酒、胡椒粉、生薑、大蔥、味精各

適量，清雞湯500克。

做法：黨參、當歸洗淨浸潤後，切片備用。鱔魚剖後除去內臟，清水洗淨，再用開水稍燙一下撈出，刮去黏液，剁去頭尾，再把肉剁成6公分長的段。熟火腿切成大片，薑、蔥洗淨切片、段備用。鍋內入清水，下入一半的薑、蔥、紹酒燒沸後，把鱔魚段倒入鍋內燙一下撈出，裝入湯缽內，將火腿、黨參、當歸、放於面上，加入蔥、薑、紹酒、胡椒粉、食鹽，再灌入雞湯，用綿紙浸溼封口，上蒸籠蒸約1小時至蒸熟為止。取出啓封，挑出薑、蔥，加入味精調味即成。

功效：此方具有溫補氣血，強健筋骨，活血通絡之功效。多用於風寒溼痺引發的腰膝酸痛。

2.菊花鱔魚

配方：活鱔魚500克（兩條），白糖100克，番茄醬50克，黃酒、白醋、

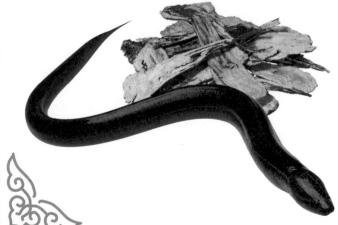

食鹽、蔥、薑、太白粉、麻油、蒜泥、花生油各適量。

做法：鱔魚宰殺，剖腹去內臟，去骨去皮，切成2.5吋長片塊，用刀頂頭斜劈成兩片（末端不劈斷），再直切成條狀（一頭不切斷），使魚片呈菊花狀，加黃酒、鹽、蔥、薑浸漬起來，然後再逐個拍上太白粉。將番茄醬、白糖、白醋、太白粉一起放入碗內，加適量水調成芡汁。燒鍋置旺火上燒熱，鍋內倒油500克，燒至八成熱，將鱔魚抖散入鍋炸至金黃色，撈出裝盤。鍋內留少餘油，投入蒜泥煸炒出香味，倒入調好的芡汁燒沸後淋入麻油，起鍋澆在菊花魚上即成。

功效：此方具有補虛損、除風溼、強筋骨之功效。對體虛乏力、風寒溼痺、痔瘡等患者尤為適宜。

3.三色湯

配方：黃豆芽80克，薑絲20克，紅椒1個，植物油、白醋、太白粉、雞湯、食鹽、麻油、味精各適量。

做法：將油鍋燒熱，下黃豆芽煸炒幾下，放入白醋炒至八分熟，出鍋備用。將鍋內放入雞湯、薑絲，燒開後把切好的紅椒入鍋再次滾開後，將黃豆芽、鹽、味精入鍋，

再用太白粉勾芡，淋上麻油出鍋即成。

功效：此方具有祛風除溼、活血通絡之功效。對筋骨拘攣、腰膝疼痛者更為適宜。

4.枸杞牛肉

配方：熟牛胸脯肉500克，枸杞子50克，雞蛋1個，太白粉、麵粉少許，蔥、薑絲、蒜片各10克，花椒、鹽、味精、料酒各適量，醬油20克，清湯750克，米醋少許，植物油750克（實耗75克）。

做法：將枸杞子分為2份，一份25克用水煮，提取枸杞子濃縮汁25毫升；另一份洗淨，置小碗內上籠蒸半小時（蒸熟）備用。將牛肉切成2公分見方的小塊。雞蛋破殼打入碗內，加太白粉、麵粉、水少許攪成糊，將肉放入調勻。將鍋燒熱，加入植物油，待五成熱時，將肉下鍋炸成金黃色撈出，瀝去餘油，將蔥、薑、蒜、花椒及蒸熟的枸杞子撒在碗底，將肉放在上邊，擺整齊。將鍋放在火上，添入清湯，加入鹽、味精、料酒，嘗好味道，澆在肉碗內，用旺火蒸30分鐘取出，將汁倒在鍋內，將肉排在盤內，揀去花椒。將鍋放火上，再加入香油、醋少許及枸杞子濃縮汁，湯沸時，澆在肉上即成。

功效：此方營養豐富，具有滋陰壯陽功效。

5.天麻鯉魚

配方：天麻5克，茯苓10克，川芎50克，鮮鯉魚500克，料酒、精鹽、味精、白糖、胡椒粉、蔥、薑、麻油各適量。

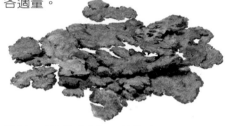

做法：鯉魚去鱗、刮腹去鰓和內臟後洗淨，從魚背部剖開為兩半，每一半再切成三四段，每段劃幾刀，裝在蒸碗內。將川芎、茯苓等切成大片，與天麻同放在清水中約4至6小時，再撈出天麻蒸透切成薄片。將天麻片、川芎片、茯苓片分別夾在魚塊中，然後放入料酒、薑、蔥，加入適量清湯，上籠蒸30分鐘。魚蒸好後，揀去蔥、薑，把魚和天麻等扣入碗中，原湯倒入勺內，調入白糖、鹽、味精、胡椒粉、麻油、清湯，燒沸撇去浮沫，澆在碗中即成。

功效：此方可去除體中溼氣，具有滋陰強體之功效。

6.鴿蛋燴銀耳

配方：乾銀耳30克，鴿蛋12顆，火腿15克，雞湯1500克，精鹽6克，料酒15克，味精、胡椒粉、香菜葉各少許，熟豬油15克。

做法：銀耳用溫水泡開，洗淨泥沙，摘去黑根，開水汆一次，再用清水泡後蒸熟。香菜葉洗淨，火腿切成末。取12個園形鐵皮模子，內壁抹上豬油，將鴿蛋打破倒入，上面放一片香菜葉和少許火腿末，上籠蒸5分鐘（蒸透），從籠內取出放到冷水中，再將熟鴿蛋取出，泡在冷水內。將雞湯燒開，下入料酒、鹽、胡椒粉，把銀耳撈入雞湯內，再把鴿蛋撈入雞湯內，最後放入味精，即成。

功效：此方滋補陰氣，具有扶陽美容之功效。

7.當歸羊肉羹

配方：猴頭菇150克，黃耆30克，雞肉250克，料酒、精鹽、薑、蔥白、胡椒粉各適量。

做法：猴頭菇沖洗後放入盆內，用溫水泡開，約30分鐘，撈出洗淨，

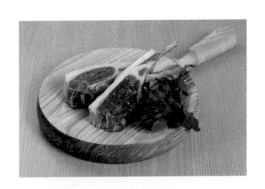

切成薄片，浸猴頭菇的水用紗布過濾備用。雞肉洗淨後剁成約3公分長、1.5公分寬的長方塊，黃耆用溫毛巾揩淨後切成薄片，生薑、蔥白切成細節。鍋燒熱下豬油，投入黃耆、薑、蔥、雞塊共煸炒後，放入鹽、料酒、浸猴頭菇的水和少量清湯，用武火燒沸後用文火燒約1小時，然後下猴頭菇片，再煮半小時，撒入胡椒粉。先將雞塊放在碗底，再撈猴頭菇片蓋在上面，湯加鹽調好味，盛入即成。

功效：此方用於氣血虛弱，消化不良，神經衰弱，胃及十二指腸潰瘍，消渴症等疾病。尤其對胃癌有明顯的功效。

8.枸杞杜仲鵪鶉湯

配方：鵪鶉1隻，枸杞30克，杜仲10克，料酒、精鹽、胡椒粉、薑末、蔥末、雞清湯各適量。

做法：將枸杞、杜仲分別洗淨。將鵪鶉去毛、內臟、腳爪，洗淨、斬塊，放鍋內。注入雞湯，加入料酒、鹽、胡椒粉、薑、蔥、枸杞、杜仲共煮至肉熟爛，揀出杜仲，盛入湯盆即成。

功效：此方具有補肝益腎，強筋健骨，益精明目，降壓安胎之功效。適用於肝腎虛損、腰膝痠軟、氣短乏力之症，高血壓患者及孕婦等食之效果更佳。

二、食物禁忌

風寒溼痺之人忌食柿子、柿餅、西瓜、芹菜、生黃瓜、螃蟹、田螺、蚌肉、海帶等生冷性涼的食物；熱痺

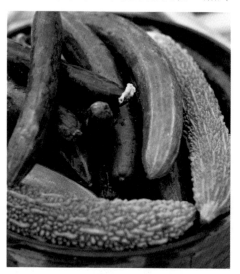

患者忌食胡椒、肉桂、辣椒、花椒、生薑、蔥白、白酒等溫熱助火之品。

藥方

一、治胃潰瘍單方

甘草250克，蜂蜜500克。將甘草放入藥壺熬3次後，放入瓶內。服前先將熬好的甘草藥水3匙放在杯裡，然後再放入20匙蜂蜜，攪拌均勻，每天分兩次空腹喝完。服藥後，大便次數增加，並逐漸便稀，大便似有膿血排出。一般一週可癒，病久且長的患者，需二週。注意：這一個月內需吃軟食。

二、慢性胃炎驗方

慢性胃炎常見有慢性淺表性胃炎、慢性萎縮性胃炎等等，隨著病因不同會引起各種慢性胃黏膜炎性病變，往往病程遷延時日，且缺乏特異性症狀，基本症狀有程度不同的消化不良如食後飽脹、噯氣或食慾減退、噁心等，也可伴發貧血、消瘦、舌炎、腹瀉等。在中醫治療上可用藥方如：

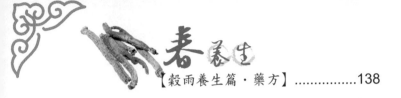

◎ **胃炎寧膠囊**：水飛滑石、醋制元胡、炒白芍、甘草各等份。研末為篩，裝膠囊（每丸0.6至0.7克），每次5丸，每日3次。適用於慢性淺表性胃炎。

◎ **扶脾益陰湯**：烏藥、桂枝、高良薑、黨參、玉竹各10克，降香、白芍、香櫞皮各12克，百合15克，丹參30克，砂仁、炙甘草各6克。水煎服，每日1劑，30日為1療程。適用於慢性萎縮性胃炎。

◎ **扁豆飲**：炒扁豆、黨參、玉竹、山植、烏梅各等份，水煎至豆熟透時，加白糖適量飲用。適用於各型胃炎，尤其是慢性萎縮性胃炎。

三、坐骨神經痛驗方

中醫認為本病主要是由於風寒或風溼之邪客於經絡，經氣阻滯，不通則痛，如遷延日久，出現氣滯血瘀，纏綿難癒。

1.熨穴法

藥方：食鹽1000克，茴香、生川烏、生草烏各100克。

做法：將以上四味藥放鍋內炒熱，布包熨腎俞、白環俞、環跳、承扶、殷門、委中、陽陵泉，每穴熨1刻鐘，冷後可再炒熱用。每日2至3次，1週為一療程，一般3至7天即可緩解或症狀消失，注意不要過燙，以免引起燙傷。

按注：如遷延日久，表現為痛有定處、痛如針刺、舌質紫黯、舌有瘀點或瘀斑，可配合活血祛瘀具有止痛功效的內服湯藥，以緩解其症狀。

2.神經痛方一

藥方：當歸15克，乳香、沒藥、桃仁各10克，細辛3克，黃耆、川牛膝、雞血籐、丹參各30克，蜈蚣1條，地龍12克。

做法：水煎內服，每天1劑，直到症狀消失為止。

3.神經痛方二

藥方：當歸15克，牛膝15克，白芍30克，威靈仙30克，雞血籐30克，

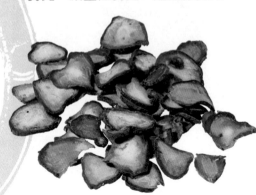

桂枝10克，制川、草烏各3克，細辛3克，甘草10克。

做法：用水煎服，每日2次。

4.舒筋活絡湯

藥方：制乳香12 克，制沒藥12克，當歸20克，川芎15克，丹參30克，玄胡15克，杜仲15克，川斷15克，雞血藤30克，獨活12克，威靈仙15克，川牛膝15克，地龍15克，甘草10克。

做法：每日1劑，水煎兩遍混勻，早晚分服。

5.定痛湯

藥方：雞血藤、絲瓜絡各30克，當歸、牛膝、杜仲、獨活各15克，威靈仙、玄胡、地龍各12克，桂枝9克，紅花、川芎各6克。

做法：每天1劑，水煎2次，合為1碗，兌酒少許，分早午晚服。疼痛較劇者，每天2劑。藥渣加水復煎，濾取藥液，趁熱先熏後洗，再敷痛處，早晚各1次，每次20分鐘，藥液洗後保留，加熱後再次使用。10天為1個療程，直至疼痛及伴隨症狀消失。

按注：治療期間應避風寒及重體力，孕婦、月經過多、有出血傾向者禁服本方。

6.治痛方

藥方：虎杖、老鶴草、牛膝各15克。

做法：用水煎服，每日2次。

7.通筋方

藥方：大通筋、南天竹各60克。

做法：用水煎服，每日2次。

8.獨活寄生湯

藥方：獨活9克，熟地黃12克，茯苓9克，桑寄生9克，當歸9克，杜仲（炒）9克，白芍12克，秦艽9克，牛膝9克，防風9克，川芎6克，黨參9克，細辛6克，桂枝6克，生甘草3克。

做法：水煎服，每日一劑，第一次煎後口服，第二次煎後可口服，也可加大水量後外洗。

四、關節炎單方

1.桑枝方

藥方：鮮嫩桑枝30克。

做法：用白酒將桑技炒後，再用水煎服。

功效：因溼邪侵襲關節經絡，症見

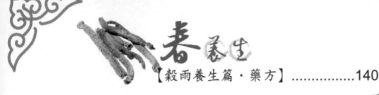

關節疼痛。治宜除溼、通絡。

按注：桑枝苦、平，有祛風溼、利關節、行水氣等功效。治風寒溼痺、四肢拘攣、肌膚風癢。

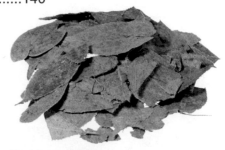

2. 虎杖方

藥方：虎杖100克。

做法：將虎杖用高粱酒1斤浸泡7日，每日服一小杯酒，孕婦忌服。

功效：因氣虛、風寒溼邪侵入血脈肌體，症見週身疼痛、沉重、麻木、項背拘緊。治宜益氣和營、祛風利溼。

按注：虎杖苦、平，有祛風、利溼、破瘀、通絡等功效，治風溼、筋骨疼痛。

3. 獨活方

藥方：獨活20克。

做法：用水煎服。

功效：因風寒溼邪侵襲關節經絡，症見關節疼痛，痛無定處。治宜祛風散寒、利溼。

按注：獨活辛、苦、溫，有祛風、滲溼、散寒、止痛等功效。

4. 淫羊霍

藥方：淫羊霍250克。

做法：將淫羊霍切細後，用白酒泡浸7天，適量服。

功效：因房事過度傷腎，症見腰背傴曲不能伸、下肢攣曲、腰痛遺精。治宜益腎、祛邪。

按注：淫羊口辛、甘、溫，有補腎壯陽、祛風除溼作用，治風溼痺痛、四肢不紅、腰膝無力等。

5. 柳枝方

藥方：柳枝2克。

做法：將柳枝研細加酌量茶葉，沖泡代茶飲。

功效：因風寒溼邪侵襲關節、經絡，症見四肢重著、肌膚頑麻、關節疼痛，痛有定處，遇陰雨發作。治宜除溼、祛風逐寒。

按注：柳枝苦、寒，有祛風利水、止痛消腫等功效。治風溼痺痛、氣血凝滯等症。

6. 白芥子方

藥方：白芥子15克。

做法：將白芥子、生薑同研細末，貼於痛處。

功效：因風寒溼邪侵襲關節、經絡，症見四肢關節疼痛，痛勢較劇，遇寒更甚，得熱痛減。治宜溫經、散寒。

按注：白芥子辛、溫，有溫中散寒、通絡止痛等功效。治中風不語、四肢痺痛麻木、跌撲腫痛等症。

7.木瓜根方

藥方：木瓜根250克。

做法：將木瓜根泡白酒服，每日3次，劑量適度。

功效：因風寒溼侵入關節、經絡，症見關節肌肉疼痛不止。治宜祛風散寒。

按注：木瓜根酸、澀、溫，有祛溼、舒筋等功效。治溼痺、痛痺。

8.絲瓜絡方

藥方：絲瓜絡500克。

做法：將絲瓜絡用火煉焦，研細末，加紅糖沖服，每次3克。

功效：因風寒溼邪侵襲於筋，症見筋脈拘攣、關節疼痛等。治宜通經、活絡。

按注：絲瓜絡甘、平，有通經絡、清熱化痰等功效。

五、關節炎驗方

1.熄風通絡湯

藥方：桑枝12克，忍冬籐12克，白芍12克，萆口12克，秦艽10克，當歸尾12克，蠶砂10克，豨口草15克，薏苡仁15克，甘草1.5克。

做法：水煎服，每日1劑。

功效：活絡袪溼，熄風緩痛。可治慢性風溼性關節炎、類風溼性關節炎、關節疼痛不利、日久不癒或反覆發作者。

加減：有惡風寒、無汗、身痛等症者，加蘇葉、防風；關節腫大、屈伸不利者，加竹節；小指關節腫大僵硬者，加殭蠶、蜈蚣、白花蛇；手足心熱、關節腫脹熱痛者，加生地、丹皮；心悸短氣、自汗惡風者，加丹參、炙遠志、黃耆。

2.瀉下蠲痺湯

藥方：豬苓6克，黃芩15克，廣木香3克，厚樸15克，蜈蚣2條，黃柏6克，朴硝15克，山

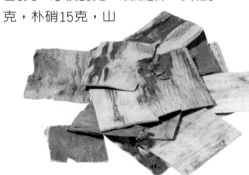

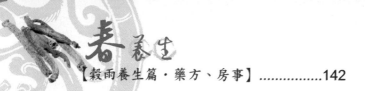
奈6克，小活血12克，大黃15克，全蠍3克，口香3克，生甘草3克。

做法：水煎服，每日1劑。

功效：祛風散寒，燥溼清熱。可治痺症日久化熱、肢體關節肌肉疼痛、小便不利、大便祕結或溏而不暢、用諸疏風散寒燥溼清熱之方無效者。

3. 通痺靈方

藥方：桂枝10克，麻黃10克，白芍15克，防風15克，制川烏12克，知母12克，白朮15克，制乳香10克，制沒藥10克，制馬錢子0.6克，口蛇10克，全蠍6克，川斷20克，黃精15克。

做法：水煎服，每日1劑。

功效：祛風散寒，除溼活血，通絡止痛及補肝腎。可治類風溼性關節炎、僵直性脊椎炎、坐骨神經痛及頸椎病等。

4. 烏蛇祛溼湯

藥方：破故紙5克，巴戟天5克，烏蛇肉6克，川桂枝2.4克，伸筋草10克，地龍肉6克，酒當歸6克，嫩桑技15克，酒川芎3克，赤白芍5克，桑寄生15克，節菖蒲5克，桑口蛸6克，生銀杏10枚（連皮），炙甘草5克，虎骨膠3克。

做法：水煎服，每日1劑。

功效：散風活血，通絡止痛。可治類風溼性關節炎，症見週身關節腫痛、發熱、十指及肘部拘攣不伸，於陰雨時發作更甚，但食睡尚好，有夜間遺尿、苔白膩、脈沉滑。

5. 通痺湯

藥方：蒼朮10克，漏蘆10克，雞血藤10克，矮地茶10克，漢防已10克，尋骨風10克。

做法：水煎服，每日1劑。

功效：祛風燥溼，清熱解毒。可治風溼之邪所致關節疼痛。

加減：熱痺者，加黃柏、虎杖、白石英；如伴全身高熱、口苦口渴、便結尿黃者，加金銀花、連翹、石膏；風寒溼痺者，加獨活、防風、桂枝、薑黃；下肢疼痛者，加牛膝。

6. 祛痺湯

藥方：桂枝3克，赤芍12克，威靈仙12克，忍冬藤15克，絡石藤15克，生苡仁15克，烏梢蛇9克，澤蘭葉12克，陳皮4.5克，川牛膝9克，紅花4.5克。

做法：水煎服，每日1劑。

功效：祛風清熱，化溼通絡。可治風溼熱，症見膝關節灼熱腫脹疼痛、食慾不振、舌苔黃膩、脈細弦。

7. 疏風養血通絡湯

藥方：秦艽15克，羌獨活10克，白芷10克，防風10克，生熟地20克，川芎10克，白殭蠶10克，地龍15克，生石膏50克，黃芩15克，甘草7.5克。

做法：水煎服，每日1劑。

功效：祛風清熱，養血通絡。可治風痺，身痛走竄不定；中風半身不遂，語言不利，而兼頭痛、頸僵；咽乾口燥，惡風自汗，脈滑或弦數，屬血虛內熱、風邪外襲者。

加減：風邪不重者，減獨活；內熱不重者，去石膏；腑氣不通者，加生大黃、瓜蔞；痰溼重者，加半夏、蒼朮、膽星；氣虛者，加黃耆；抽搐者，加全蠍、蜈蚣。

房事

春天過度的性生活，會使人體質虛弱，無法適應夏天的炎熱氣候而致病，但強制自己不性交也會導致身體患有各種疾病。那麼該怎樣合理地進行性生活呢？所以在此談一談古人房事中積累的養生經驗，希望對讀者們能有所啓發。

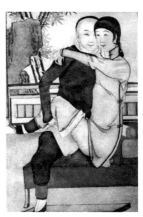

古人的房事養生經驗，可簡要歸納為「嬉、靜、緩、採、忌」這五個字。

「嬉」，即指在交合前，男女要相互培養情感，做到心曠神怡、情投意合、摟抱接吻，並徐徐吞嚥口中津液。正如《玉房旨要》中指出：「凡御女之道……必欲先徐徐嬉戲，使神和意感良久，乃可交接。」《仙經》中又說：「令人長生不老，先與女戲，飲玉漿。玉漿即口中津也。」

「靜」，即交合前心情要靜，不想入非非，更勿急於接合，則「高自投擲，顛倒五臟」、「……（接）陰之道，以靜為強」等（摘自《十問》）。《素女經》曰：「交接之道

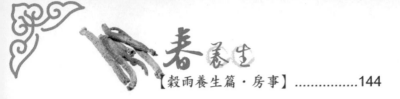
……在於定氣、安心、和志，三氣皆至，神明統歸。……性必舒遲……以此為節。」

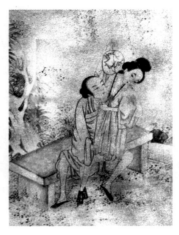

「緩」，即交合後要從容不迫、緩慢鬆徐，切忌緊張莽撞、氣喘吁吁、大汗淋漓。彭祖曰：「交接之道，無復他奇，但當從容安徐，以和為貴。」又「……淺內（納）徐動，出入欲希，女快意，男盛不衰……」、「進退舒遲，情動而止」（摘自《千金方·房中補益》）。

「採」，即在同房中應學會採氣，講究呼吸吐納、服食玉漿等。《房中補益》中敘述較詳：「採氣之道，但深接而勿動，使良久氣上面熱，以口相當，引取女氣而吞之，……緩息眠目，偃臥導引，身體更強」、「凡人習交合之時，常以鼻多納氣，品微出，自然益矣」，「凡欲施瀉者，當閉口，張目，握固兩手；左右上下縮鼻取氣，……並琢齒數千遍，則精上補腦，使人長生。若精妄出，則損神也」。

從上述來看，「嬉、靜、緩、採」這四字訣中，充分體現氣功的「調心、調息、調身」這三個要素的內涵。如能堅持這四點，並能堅持適度而協調地進行性生活，不但會增添房中樂趣，而且會使精力旺盛、身心健康。

「忌」，即在交合時，切忌對「天時」、「地利」、「人和」等不利的各種因素，如：天氣有大風大雨、地處山川廟宇，或人的年幼期、月經期、患病期、情緒不良時，以及隨四時變化應適當控制性生活頻率等。

當然，我們不能完全按部就班地把古人的東西拿過來就用，每個人應該根據自己的情況，在借鑑前人的基礎上，創建出更好、更科學的性生活方式。

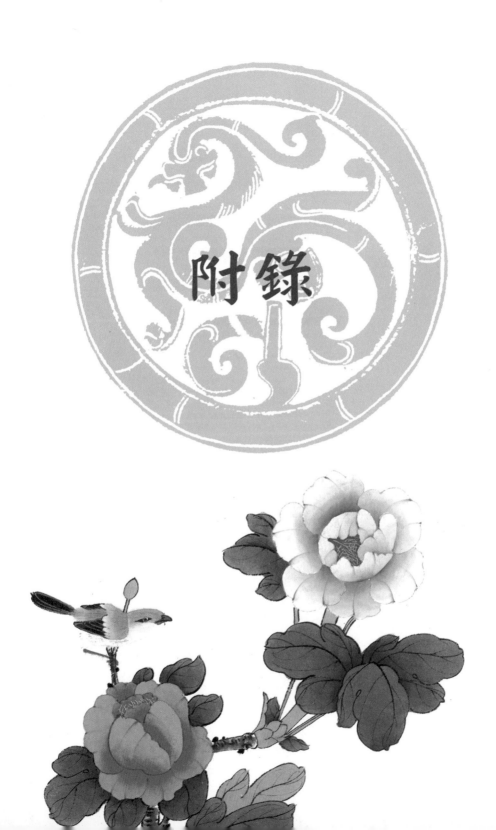

附錄

【附錄1】卦象六爻圖

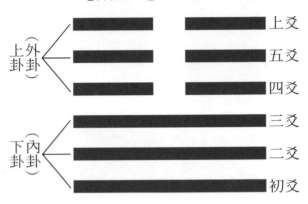

上爻
五爻
四爻
三爻
二爻
初爻

（上外卦）上卦

（下內卦）下卦

【附錄2】八卦與節氣關係圖

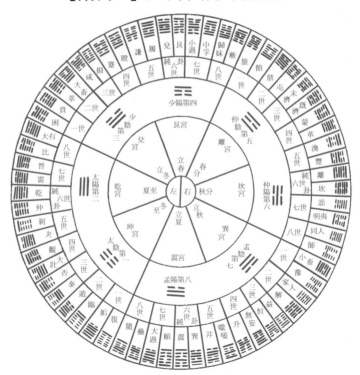

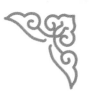

【附錄3】 經絡運行與節氣關係圖

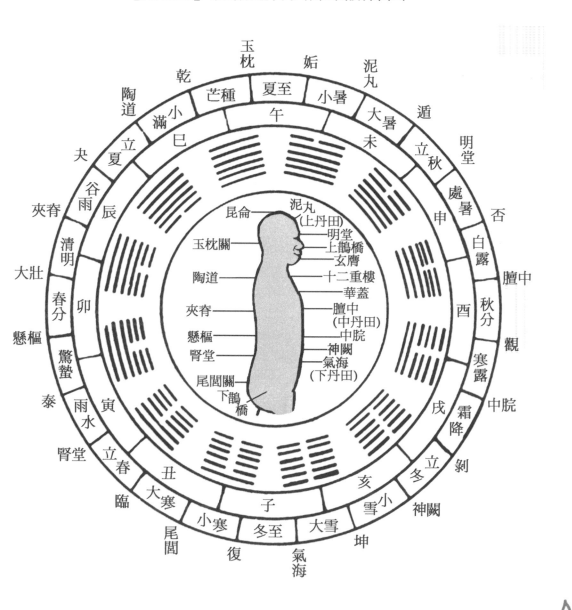

【附錄4】 正面穴位圖

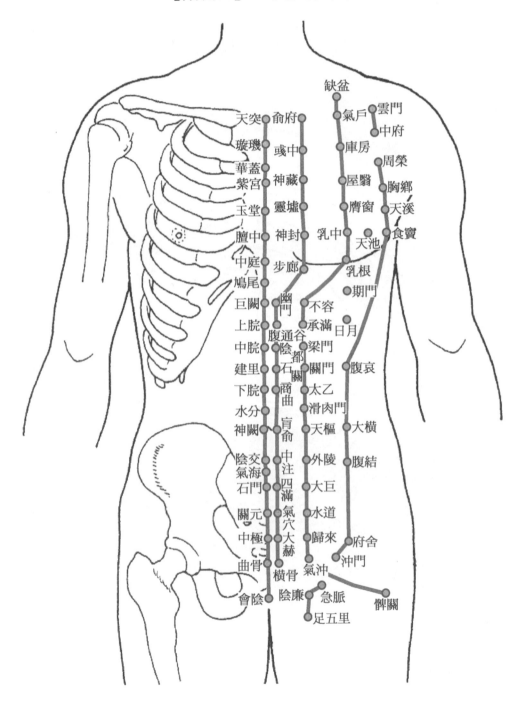

【附錄5】背面穴位圖

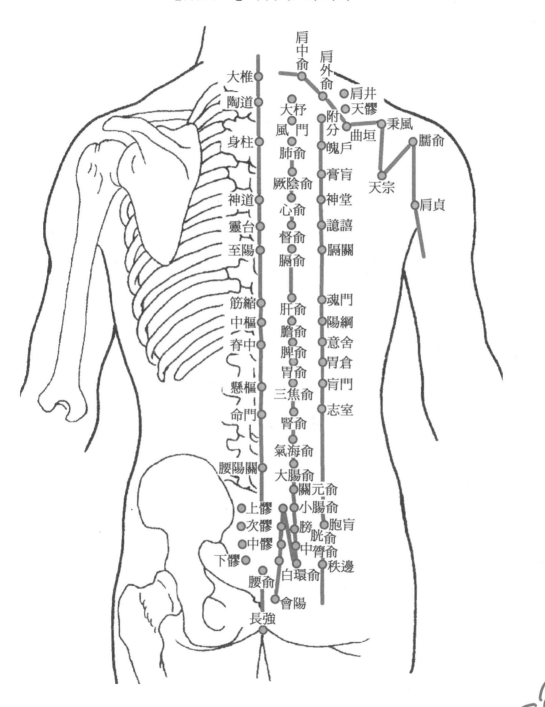

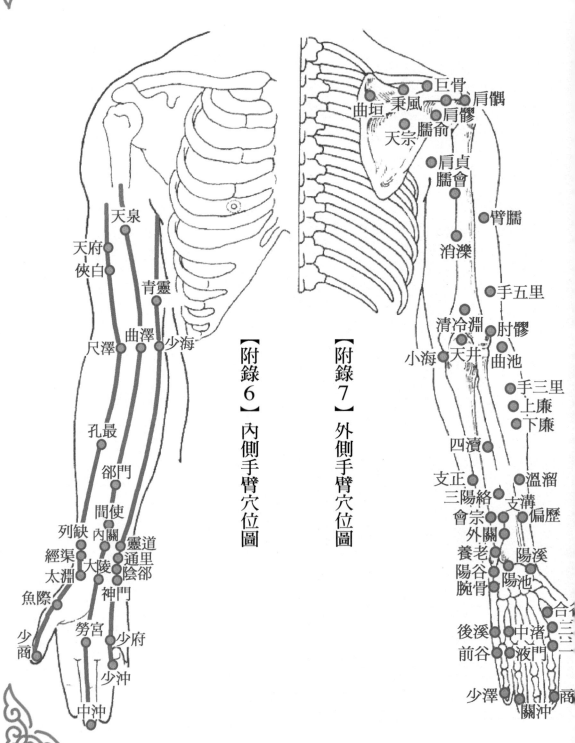

巨骨
肩髃
曲垣 秉風
肩髎
天宗 臑俞
肩貞
臑會

臂臑

消濼

手五里

清冷淵 肘髎
曲池
小海 天井

手三里
上廉
下廉

四瀆

支正
溫溜
三陽絡 支溝
會宗 偏歷
外關
養老 陽溪
陽谷 陽池
腕骨

合谷

後溪 中渚
前谷 液門

少澤
關衝

【附錄7】外側手臂穴位圖

天泉
天府
俠白
青靈
尺澤 曲澤 少海

孔最

郄門

間使
列缺 內關
經渠 靈道
太淵 大陵 通里
陰郄
魚際 神門
少商 勞宮 少府
少沖
中沖

【附錄6】內側手臂穴位圖

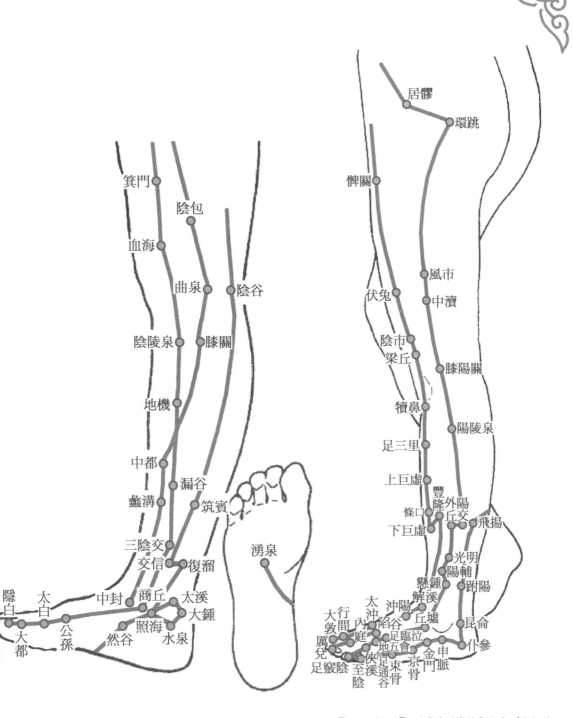

【附錄8】內側腳部穴位圖　　　【附錄9】外側腳部穴位圖

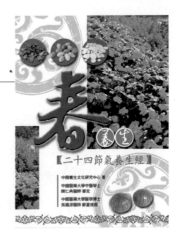

春養生 二十四節氣養生經

| 作　　者 | 中國養生文化研究中心 |
| 審　　定 | 陳仁典醫師 |

發 行 人	林敬彬
主　　編	楊安瑜
責任編輯	林子尹
美術編輯	翔美堂 設計
封面設計	翔美堂 設計

出　　版	大都會文化 行政院新聞局北市業字第89號
發　　行	大都會文化事業有限公司
	110台北市信義區基隆路一段432號4樓之9
	讀者服務專線：（02）27235216
	讀者服務傳真：（02）27235220
	電子郵件信箱：metro@ms21.hinet.net
	Metropolitan Culture Enterprise Co., Ltd.
	4F-9,Double Hero Bldg., 432, Keelung Rd., Sec. 1,
	TAIPEI 110, TAIWAN
	Tel：+886-2-2723-5216　Fax：+886-2-2723-5220
	e-mail：metro@ms21.hinet.net
郵政劃撥	14050529大都會文化事業有限公司
出版日期	2005年2月初版第一刷
定　　價	220 元

| I S B N | 986-7651-33-2 |
| 書　　號 | Health +02 |

Printed in Taiwan
※本書如有缺頁、破損、裝訂錯誤，請寄回本公司更換※
版權所有　翻印必究

大都會文化
METROPOLITAN CULTURE

國家圖書館出版品預行編目資料

春養生 ：二十四節氣養生經 /
中國養生文化研究中心作.
— 初版. — 臺北市 ：大都會文化, 2005[民94]
面 ；　公分. —（都會健康館 ；1）
ISBN 986-7651-33-2(平裝)
1. 健康法
411.1　　　　　　　　　　　94000670

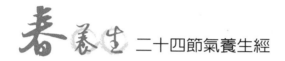

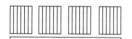

大都會文化事業有限公司
讀者服務部收

110 台北市基隆路一段432號4樓之9

寄回這張服務卡(免貼郵票)
您可以:
◎不定期收到最新出版訊息
◎參加各項回饋優惠活動

大都會文化 讀者服務卡

書名：春養生——二十四節氣養生經

謝謝您選擇了這本書！期待您的支持與建議，讓我們能有更多聯繫與互動的機會。
日後您將可不定期收到本公司的新書資訊及特惠活動訊息。

A.您在何時購得本書：＿＿＿年＿＿＿月＿＿＿日

B.您在何處購得本書：＿＿＿＿＿＿書店，位於＿＿＿＿＿＿(市、縣)

C.您從哪裡得知本書的消息：1.□書店 2.□報章雜誌 3.□電台活動 4.□網路資訊

　　5.□書籤宣傳品等 6.□親友介紹 7.□書評 8.□其他＿＿＿＿＿＿＿＿＿＿＿＿＿＿＿＿

D.您購買本書的動機：（可複選）1.□對主題或內容感興趣 2.□工作需要 3.□生活需要

　　4.□自我進修 5.□內容為流行熱門話題 6.□其他＿＿＿＿＿＿＿＿＿＿＿＿＿

E.您最喜歡本書的（可複選）：1.□內容題材 2.□字體大小 3.□翻譯文筆 4.□ 封面

　　5.□編排方式 6.□其他

F. 您認為本書的封面：1.□非常出色 2.□普通 3.□毫不起眼 4.□其他＿＿＿＿＿＿＿＿＿＿

G.您認為本書的編排：1.□非常出色 2.□普通 3.□毫不起眼 4.□其他＿＿＿＿＿＿＿＿＿＿

H.您通常以哪些方式購書：(可複選)1.□逛書店 2.□書展 3.□劃撥郵購 4.□團體訂購

　　5.□網路購書 6.□其他＿＿＿＿＿＿＿＿＿＿

I. 您希望我們出版哪類書籍：（可複選）

　　1.□旅遊　2.□流行文化　3.□生活休閒　4.□美容保養　5.□散文小品

　　6.□科學新知　7.□藝術音樂　8.□致富理財　9.□工商企管　10.□科幻推理

　　11.□史哲類　12.□勵志傳記　13.□電影小說　14.□語言學習（　　語）

　　15.□幽默諧趣 16.□其他＿＿＿＿＿＿＿＿＿＿＿＿＿＿＿＿＿＿＿＿＿

J.您對本書(系)的建議：＿＿＿＿＿＿＿＿＿＿＿＿＿＿＿＿＿＿＿＿＿＿＿＿＿＿＿＿＿

＿＿

K.您對本出版社的建議：＿＿＿＿＿＿＿＿＿＿＿＿＿＿＿＿＿＿＿＿＿＿＿＿＿＿＿＿＿

＿＿

讀者小檔案

姓名：＿＿＿＿＿＿＿＿＿＿　　性別：□男 □女　生日：＿＿＿年＿＿＿月＿＿＿日

年齡：□20歲以下□21～30歲□31～40歲□41～50歲□51歲以上

職業：1.□學生 2.□軍公教 3.□大眾傳播 4.□ 服務業 5.□金融業 6.□製造業

　　　7.□資訊業 8.□自由業 9.□家管 10.□退休 11.□其他＿＿＿＿＿＿＿＿＿＿＿

學歷：□ 國小或以下 □ 國中 □ 高中／高職 □ 大學／大專 □ 研究所以上

通訊地址＿＿＿＿＿＿＿＿＿＿＿＿＿＿＿＿＿＿＿＿＿＿＿＿＿＿＿＿＿＿＿＿＿

電話：（H）＿＿＿＿＿＿＿＿＿　（O）＿＿＿＿＿＿＿＿＿　傳真：＿＿＿＿＿＿＿＿

行動電話：＿＿＿＿＿＿＿＿＿　E-Mail：＿＿＿＿＿＿＿＿＿＿＿＿＿＿＿＿＿＿＿

如果您願意收到本公司最新圖書資訊或電子報，請留下您的E-Mail地址。

大都會文化　總書目

■度小月系列

■DIY系列

■流行瘋系列

■生活大師系列

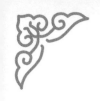

■寵物當家系列

Smart養狗寶典	380元	Smart養貓寶典	380元
貓咪玩具魔法DIY：讓牠快樂起舞的55種方法	220元	愛犬造型魔法書：讓你的寶貝漂亮一下	260元
漂亮寶貝在你家：寵物流行精品DIY	220元		

■人物誌系列

現代灰姑娘	199元	黛安娜傳	360元
船上的365天	360元	優雅與狂野：威廉王子	260元
走出城堡的王子	160元	殞逝的英格蘭玫瑰	260元
貝克漢與維多利亞：新皇族的真實人生	280元	幸運的孩子：布希王朝的真實故事	250元
瑪丹娜：流行天后的真實畫像	280元	紅塵歲月：三毛的生命戀歌	250元
風華再現：金庸傳	260元	俠骨柔情：古龍的今生今世	250元
她從海上來：張愛玲情愛傳奇	250元	從間諜到總統：普丁傳奇	250元

■心靈特區系列

每一片刻都是重生	220元	給大腦洗個澡	220元
成功方與圓：改變一生的處世智慧	220元		

■SUCCESS系列

七大狂銷戰略	220元	打造一整年的好業績	200元
超級記憶術：改變一生的學習方式	199元	管理的鋼盔：商戰存活與突圍的25個必勝錦囊	200元

■都會健康館系列

秋養生：二十四節氣養生經	220元	春養生：二十四節氣養生經	220元

■*CHOICE* 系列

入侵鹿耳門	280元	蒲公英與我：聽我說說畫	220元

■禮物書系列

印象花園 梵谷	160元	印象花園 莫內	160元
印象花園 高更	160元	印象花園 竇加	160元
印象花園 雷諾瓦	160元	印象花園 大衛	160元
印象花園 畢卡索	160元	印象花園 達文西	160元
印象花園 米開朗基羅	160元	印象花園 拉斐爾	160元
印象花園 林布蘭特	160元	印象花園 米勒	160元
絮語說相思 情有獨鍾	200元		

■工商管理系列

二十一世紀新工作浪潮	200元	化危機為轉機	200元
美術工作者設計生涯轉轉彎	200元	攝影工作者快門生涯轉轉彎	200元
企劃工作者動腦生涯轉轉彎	220元	電腦工作者滑鼠生涯轉轉彎	200元
打開視窗說亮話	200元	挑戰極限	320元
30分鐘行動管理百科（九本盒裝套書）	799元	文字工作者撰錢生涯轉轉彎	220元
30分鐘教你自我腦內革命	110元	30分鐘教你樹立優質形象	110元
30分鐘教你錢多事少離家近	110元	30分鐘教你創造自我價值	110元
30分鐘教你Smart解決難題	110元	30分鐘教你如何激勵部屬	110元
30分鐘教你掌握優勢談判	110元	30分鐘教你如何快速致富	110元
30分鐘教你提昇溝通技巧	110元		

■精緻生活系列

女人窺心事	120元	另類費洛蒙	180元
花落	180元		

■CITY MALL系列

別懷疑！我就是馬克大夫	200元	愛情詭話	170元
唉呀！真尷尬	200元		

■親子教養系列

孩童完全自救寶盒（五書+五卡+四卷錄影帶）3,490元（特價2,490元）

孩童完全自救手冊這時候你該怎麼辦（合訂本）299元

■新觀念美語

NEC新觀念美語教室12,450元（八本書+48卷卡帶）

您可以採用下列簡便的訂購方式：
◎請向全國鄰近之各大書局或上博客來網路書店選購。
◎劃撥訂購：請直接至郵局劃撥付款
　帳號：14050529
　戶名：大都會文化事業有限公司
　（請於劃撥單背面通訊欄註明欲購書名及數量）

信用卡專用訂購單

我要購買以下書籍：

書　　名	單價	數量	合計

總共：_____本書 _____元
（訂購金額未滿500元以上，請加掛號費50元）

信用卡號：_____
信用卡有效期限：西元_____年_____月

信用卡持有人簽名：_____
　　　　　　　　　（簽名請與信用卡上同）
信用卡別：□VISA □Master □JCB □聯合信用卡
姓名：_____性別：_____
出生年月日：___年___月___日 職業：_____
電話：（H）_____（O）_____
傳真：_____
寄書地址：□□□_____
e-mail：_____

大都會文化
METROPOLITAN CULTURE